遺伝性難聴の診療の手引き

2016年版

一般社団法人 日本聴覚医学会 編

金原出版株式会社

編　集：一般社団法人　日本聴覚医学会
推　薦：一般社団法人　日本耳鼻咽喉科学会

執筆者一覧

日本聴覚医学会　先天性難聴遺伝子診断に関するアドホック委員会
- 委員長：　宇佐美真一　信州大学医学部耳鼻咽喉科
- 委　員：　佐藤　宏昭　岩手医科大学耳鼻咽喉科
　　　　　　山下　裕司　山口大学大学院医学系研究科 情報解析医学系専攻
　　　　　　　　　　　　上皮情報解析医学領域 耳鼻咽喉科学分野
　　　　　　内藤　　泰　神戸市立医療センター中央市民病院
　　　　　　福島　邦博　岡山大学大学院医歯薬学総合研究科 耳鼻咽喉・頭頸部外科
　　　　　　馬場　俊吉　日本医科大学千葉北総病院耳鼻咽喉科

平成24～25年度
厚生労働科学研究費補助金難治性疾患等克服研究事業（難治性疾患克服研究事業）
遺伝性難聴および外耳，中耳，内耳奇形に関する調査研究班
- 研究代表者：　宇佐美真一　信州大学医学部耳鼻咽喉科
- 研究分担者：　工　　　穣　信州大学医学部耳鼻咽喉科
　　　　　　　　熊川　孝三　虎の門病院耳鼻咽喉科・聴覚センター
　　　　　　　　東野　哲也　宮崎大学医学部耳鼻咽喉科
　　　　　　　　佐藤　宏昭　岩手医科大学耳鼻咽喉科
　　　　　　　　長井今日子　群馬大学大学院医学系研究科高次機能統御系
　　　　　　　　　　　　　　脳神経病態制御学耳鼻咽喉科・頭頸部外科学
　　　　　　　　岩崎　　聡　信州大学医学部人工聴覚器学講座
　　　　　　　　石川浩太郎　国立障害者リハビリテーションセンター耳鼻咽喉科
　　　　　　　　池園　哲郎　埼玉医科大学医学部耳鼻咽喉科
　　　　　　　　内藤　　泰　神戸市立医療センター中央市民病院耳鼻咽喉科
　　　　　　　　福島　邦博　岡山大学大学院医歯学総合研究科 耳鼻咽喉・頭頸部外科
　　　　　　　　喜多村　健　東京医科歯科大学　医歯学総合研究科耳鼻咽喉科
　　　　　　　　加我　君孝　独）国立病院機構東京医療センター臨床研究センター
　　　　　　　　松永　達雄　独）国立病院機構東京医療センター臨床研究センター
　　　　　　　　山岨　達也　東京大学医学部耳鼻咽喉科
　　　　　　　　伊藤　壽一　京都大学医学部耳鼻咽喉科・頭頸部外科
　　　　　　　　小川　　郁　慶應義塾大学医学部耳鼻咽喉科
　　　　　　　　鈴木　　衞　東京医科大学耳鼻咽喉科
　　　　　　　　松尾　洋孝　防衛医科大学校分子生体制御学
　　　　　　　　古庄　知己　信州大学医学部附属病院遺伝子診療部
　　　　　　　　坂田　英明　目白大学保健医療学部言語聴覚学科
- 研究協力者：　茂木　英明　信州大学医学部耳鼻咽喉科
　　　　　　　　塚田　景大　信州大学医学部耳鼻咽喉科
　　　　　　　　宮川麻衣子　信州大学医学部耳鼻咽喉科
　　　　　　　　内藤　武彦　信州大学医学部耳鼻咽喉科

矢野　卓也	信州大学医学部耳鼻咽喉科
岩佐陽一郎	信州大学医学部耳鼻咽喉科
吉村　豪兼	信州大学医学部耳鼻咽喉科
西尾　信哉	信州大学医学部耳鼻咽喉科
阿部　聡子	虎の門病院耳鼻咽喉科
小林有美子	岩手医科大学耳鼻咽喉科学講座
村田　考啓	群馬大学医学部附属病院耳鼻咽喉科
野口　佳裕	東京医科歯科大学医学部耳鼻咽喉科
北尻真一郎	京都大学医学部耳鼻咽喉科
山崎　博司	神戸市立医療センター中央市民病院耳鼻咽喉科
奥田　匠	宮崎大学医学部耳鼻咽喉科
鍋倉　隆	宮崎大学医学部耳鼻咽喉科
中島　崇博	鹿児島市立病院耳鼻咽喉科

平成26～28年度
厚生労働科学研究費補助金難治性疾患政策研究事業
難治性聴覚障害に関する調査研究班

研究代表者：	宇佐美真一	信州大学医学部耳鼻咽喉科
研究分担者：	福田　諭	北海道大学大学院医学研究科 耳鼻咽喉科・頭頸部外科
	佐藤　宏昭	岩手医科大学耳鼻咽喉科
	原　晃	筑波大学医学医療系・耳鼻咽喉科
	石川浩太郎	国立障害者リハビリテーションセンター
	池園　哲郎	埼玉医科大学耳鼻咽喉科学
	野口　佳裕	東京医科歯科大学医歯学総合研究科耳鼻咽喉科
	熊川　孝三	虎の門病院耳鼻咽喉科
	武田　英彦	虎の門病院耳鼻咽喉科
	加我　君孝	東京医療センター臨床研究センター
	松永　達雄	東京医療センター臨床研究センター
	小川　郁	慶應義塾大学医学部耳鼻咽喉科
	山岨　達也	東京大学医学部耳鼻咽喉科
	坂田　英明	目白大学保健医療学部言語聴覚学科
	岡本　牧人	北里大学医学部耳鼻咽喉科
	佐野　肇	北里大学医学部耳鼻咽喉科
	岩崎　聡	信州大学医学部耳鼻咽喉科
	曾根三千彦	名古屋大学大学院医学系研究科耳鼻咽喉科
	内藤　泰	神戸市立医療センター中央市民病院
	西﨑　和則	岡山大学大学院医歯薬学総合研究科
	羽藤　直人	愛媛大学医学部耳鼻咽喉科・頭頸部外科
	中川　尚志	福岡大学医学部耳鼻咽喉科
	東野　哲也	宮崎大学医学部耳鼻咽喉科
	髙橋　晴雄	長崎大学大学院医歯薬学総合研究科耳鼻咽喉・頭頸部外科学領域
	小橋　元	独立行政法人放射線医学総合研究所

発刊にあたって

　本書は『遺伝性難聴の診療の手引き　2016年版』として，発刊するはこびとなりました。そのきっかけとなったのは，2012年の診療報酬改定によって，難聴の遺伝子診断が保険収載されたことです。これに対して，2013年3月，日本聴覚医学会からの提言として「難聴医療の現場で，主治医が十分な説明を行い，同意を得た後に実施する。『難聴カウンセリング』および『遺伝子カウンセリング』が共に実施できることが望ましい」が出され，日本耳鼻咽喉科学会のホームページにも掲載されました。一方で，難聴発症に係る原因遺伝子は次々に発見されており，また，2015年7月には指定難病として新規に若年発症型両側性感音難聴も認定されました。以上の学問的進捗と行政的側面から，遺伝性難聴診療のガイドラインの発行が喫緊の課題として求められておりました。

　そこで，日本聴覚医学会では「先天性難聴遺伝子診断に関するアドホック委員会」を組織し，厚生労働省難治性疾患等克服事業「遺伝性難聴および外耳，中耳，内耳奇形に関する調査研究班」ならびに「難治性聴覚障害に関する調査研究班」の班員と協働で，本書の執筆にあたりました。その後，日本耳鼻咽喉科学会でも「診療の手引き」としてご推薦戴き，発刊されることとなりました。2016年版としたのは，今後の遺伝子診断法のさらなる進歩とともに，エビデンスの収集につとめ，本書の将来的な改訂ばかりではなく，ガイドラインのレベルまで引き上げて行く作業を継続していくことの表明でもあります。

　執筆にご尽力戴いた諸先生方に感謝申し上げるとともに，読者諸兄にあっては，本診療の手引きを日々の診療にお役立て戴きたく，切に願うものです。

2016年1月

日本聴覚医学会理事長
原　　晃

はじめに

　ヒトゲノム研究の進歩により，従来原因不明であった難聴の原因遺伝子が明らかになってきた。それぞれの原因遺伝子ごとに臨床像が異なることが知られており，適切な介入・治療のためには遺伝子診断が有用である。難聴の遺伝子診断は，先進医療を経て2012年から保険診療として日常臨床で実施できるようになった。遺伝子診断により難聴の原因が科学的に解明され，難聴の程度，進行性の有無の予測，合併症の推測など，各々に適した個別化医療や予防について有用な情報が得られるようになっている。さらに，次世代シークエンサーを用いた遺伝子診断の実用化も進められ，臨床現場で用いることが出来るようになった。また，2015年7月1日から「若年発症型両側性感音難聴」が指定難病として追加され，難聴の遺伝子診断の重要性がさらに増している。

　しかしながら難聴の遺伝子診断は急速に進歩した診療分野であり，診療の拠り所になる難聴の遺伝子診療の手引きが求められていた。本診療の手引きは日本聴覚医学会「先天性難聴遺伝子診断に関するアドホック委員会」，および厚生労働省「遺伝性難聴および外耳，中耳，内耳奇形に関する調査研究班」，「難治性聴覚障害に関する調査研究班」が共同で出版作業を行ってきたものである。

　難聴の遺伝子診断については，2013年3月，日本聴覚医学会より「難聴遺伝子診断に関する提言」が示されている。それには，「難聴医療の現場で，主治医が十分な説明を行い，同意を得た後に実施する。『難聴のカウンセリング』および『遺伝カウンセリング』が共に実施できることが望ましい。」と明言されている。具体的には，①難聴医療が実際に提供できる，あるいは可能な施設との連携ができること，②臨床遺伝専門医（ないしは臨床遺伝カウンセラー）による専門的なカウンセリングが可能，ないしはそうした施設との連携が可能である施設で検査が行われることが望ましいことが示されている。今後，難聴の遺伝子診断をもとに，適切な「難聴カウンセリング」および「遺伝カウンセリング」が実施され，原因診断にもとづいた新しい難聴医療が全国的に定着して行くことが望まれる。

　本書は耳鼻咽喉科医が適切に遺伝子診療を進める上で役に立つガイドライン的な役割を目指している。通常，診療のガイドラインは，その科学的エビデンスをもとに推奨レベルを示すのが基本的なスタイルであるが，遺伝性難聴のような希少疾患ではエビデンスレベルが低いのが現状であり，システマティックレビューに基づき推奨される治療法を記した。本書が，標準化された難聴の遺伝子診療が行われるために活用されることを期待している。

2016年1月

日本聴覚医学会先天性難聴遺伝子診断に関するアドホック委員会

委員長　宇佐美真一

目 次

I 序 論

1. 作成の目的 ·· 12
2. 作成方法 ·· 17
3. エビデンスレベル，推奨グレード ································ 19
4. 作成上の留意点 ·· 20

II 総 論

1. 対象疾患 ·· 22
2. 疾患概要，診断基準 ·· 25
3. 頻度，臨床的特徴 ·· 35
4. タイプ分類・重症度分類 ·· 38
5. 診断・治療方針 ·· 42
6. 専門家による支援 ·· 64

III 各 論

1. *GJB2*遺伝子変異による難聴 ·································· 72
2. *SLC26A4*遺伝子変異による難聴 ···························· 77
3. *CDH23*遺伝子変異による難聴 ································ 80
4. *OTOF*遺伝子変異による難聴 ·································· 82

5	ミトコンドリア遺伝子変異による難聴	84
6	*KCNQ4* 遺伝子変異による難聴	87
7	*TECTA* 遺伝子変異による難聴	89
8	*WFS1* 遺伝子変異による難聴	91
9	*COCH* 遺伝子変異による難聴	94
10	*MYO7A* 遺伝子変異による難聴	97
11	*CRYM* 遺伝子変異による難聴	100
12	*ACTG1* 遺伝子変異による難聴	101
13	*TMPRSS3* 遺伝子変異による難聴	103
14	症候群性の難聴を伴う疾患	
14-1	Usher症候群	105
14-2	Alport症候群	113
14-3	*EYA1* 遺伝子変異による難聴（BOR症候群）	114
14-4	*NOG* 遺伝子変異による難聴	116
14-5	van der Hoeve症候群	118
14-6	Waardenburg症候群	120
14-7	Treacher Collins症候群	123
15	システマティックレビュー・サマリー	125

索引 ……………………………………………………………… 145

I 序論

I 序論

1 作成の目的

　先天性難聴は新出生児1,000人に1〜2人に認められる頻度の高い先天性障害の1つである。疫学調査の結果より，先天性難聴あるいは小児期発症の難聴の60〜70％に遺伝子が関与することが推測されており，疾患の主要な原因は遺伝子変異であると考えられる[1]。しかしながら，難聴の原因としては，100種類ほどの遺伝子が関与することが示唆されているため，個々の遺伝子による難聴という視点で見た場合には，①罹患者数が少なく希少であり，②原因遺伝子変異の種類ごとに臨床経過が大きく異なるため，効果的な診断法および治療法は必ずしも確立されておらず，③多くの場合発症メカニズムは不明である。また，④長期にわたって生活面に支障をきたすことより，患者の心理的負担が非常に大きく，診断法・治療法の開発が期待されている。

　平成24〜25年度 厚生労働科学研究費補助金難治性疾患等克服研究事業（難治性疾患克服研究事業）「遺伝性難聴および外耳，中耳，内耳奇形に関する調査研究班」および平成26〜28年度 厚生労働科学研究費補助金難治性疾患政策研究事業「難治性聴覚障害に関する調査研究班」では，遺伝性難聴および外耳，中耳，内耳奇形を伴う難聴を対象に，遺伝子解析を行うとともに，難聴の経過や随伴症状などの臨床情報および治療実態の調査を行いデータベース化することで，遺伝性難聴患者の実態把握と治療法確立のための基盤整備を目的に研究を実施している。研究班では先端的な研究を行うとともに，診療の手引きを作成・公表することで，本疾患の診療水準の向上を通じて社会に貢献することが求められている。

　とくに，近年の遺伝子解析技術の発達により，従来原因不明であった遺伝性難聴の原因解明が進み，多数の原因遺伝子変異が報告されるようになってきた。また，原因遺伝子の種類により難聴のタイプや重症度，随伴症状などの臨床像も異なることが明らかとなってきた（表1, 2）。このような背景をもとに，2012年4月の診療報酬改定により，日本人難聴患者に高頻度で認められる13遺伝子46変異をインベーダー法により網羅的にスクリーニングする検査が「遺伝学的検査（先天性難聴）」として保険収載され，日常の診断ツールとして利用可能となった。また，2015年8月からは，検査法がハイスループット・シークエンス法との併用となり，解析対象が19遺伝子154変異に拡張され，診断率が10％程度向上するなど技術革新の著しい分野である。

　本手引きは，遺伝性難聴の診療を専門としない一般の医師向けに作成するものであり，遺伝性難聴の診断と治療に関する知見をまとめることで，今後，一層の普及が期待される

遺伝子診断の基盤を整え，本症の患者が最適な医療や遺伝カウンセリングを受けることができる体制を確立する一助となることを目的としている。

表1 非症候群性難聴の原因遺伝子
常染色体優性遺伝形式

Locus（OMIM）	Gene（OMIM）	Reference
	CRYM	Abe et al., 2003
DFNA1	*DIAPH1*	Lynch et al., 1997
DFNA2A	*KCNQ4*	Kubisch et al., 1999
DFNA2B	*GJB3*	Xia et al., 1998
DFNA3A	*GJB2*	Kelsell et al., 1997
DFNA3B	*GJB6*	Grifa et al., 1999
DFNA4	*MYH14*	Donaudy et al., 2004
	CEACAM16	Zheng et al., 2011
DFNA5	*DFNA5*	Van Laer et al., 1998
DFNA6/14/38	*WFS1*	Bespalova et al., 2001/Young et al., 2001
DFNA8/12	*TECTA*	Verhoeven et al., 1998
DFNA9	*COCH*	Robertson et al., 1998
DFNA10	*EYA4*	Wayne et al., 2001
DFNA11	*MYO7A*	Liu et al., 1997
DFNA13	*COL11A2*	McGuirt et al., 1999
DFNA15	*POU4F3*	Vahava et al., 1998
DFNA17	*MYH9*	Lalwani et al., 2000
DFNA20/26	*ACTG1*	Zhu et al., 2003/van Wijk et al., 2003
DFNA22	*MYO6*	Melchionda et al., 2001
DFNA23	*SIX1*	Salam et al., 2000/Mosrati et al., 2011
DFNA25	*SLC17A8*	Ruel et al., 2008
DFNA28	*GRHL2*	Peters et al., 2002
DFNA36	*TMC1*	Kurima et al., 2002
DFNA39	*DSPP*	Xiao et al., 2001
DFNA41	*P2RX2*	Blanton et al., 2002/Yan et al., 2013
DFNA44	*CCDC50*	Modamio-Hoybjor et al., 2007
DFNA48	*MYO1A*	Donaudy et al., 2003
DFNA50	*MIRN96*	Mencia et al., 2009
DFNA51	*TJP2*	Walsh et al., 2010
DFNA56	*TNC*	Zhao et al., 2013
DFNA64	*SMAC/DIABLO*	Chen et al., 2011

常染色体劣性遺伝形式

Locus（OMIM）	Gene（OMIM）	Reference（OMIM）
DFNB1A	*GJB2*	Kelsell et al., 1997
DFNB1B	*GJB6*	Del Castillo et al., 2002
DFNB2	*MYO7A*	Liu et al., 1997/Weil et al., 1997
DFNB3	*MYO15A*	Wang et al., 1998
DFNB4	*SLC26A4*	Li et al., 1998
DFNB6	*TMIE*	Naz et al., 2002

Locus (OMIM)	Gene (OMIM)	Reference (OMIM)
DFNB7/11	TMC1	Kurima et al., 2002
DFNB8/10	TMPRSS3	Scott et al., 2001
DFNB9	OTOF	Yasunaga et al., 1999
DFNB12	CDH23	Bork et al., 2001
DFNB15/72/95	GIPC3	Ain et al., 2007/Rehman et al., 2011/Charizopoulou et al., 2011
DFNB16	STRC	Verpy et al., 2001
DFNB18	USH1C	Ouyang et al., 2002/Ahmed et al., 2002
DFNB21	TECTA	Mustapha et al., 1999
DFNB22	OTOA	Zwaenepoel et al., 2002
DFNB23	PCDH15	Ahmed et al., 2003
DFNB24	RDX	Khan et al., 2007
DFNB25	GRXCR1	Schraders et al., 2010
DFNB28	TRIOBP	Shahin et al., 2006/Riazuddin et al., 2006
DFNB29	CLDN14	Wilcox et al., 2001
DFNB30	MYO3A	Walsh et al., 2002
DFNB31	WHRN	Mburu et al., 2003
DFNB32/82	GPSM2	Masmoudi et al., 2003/Walsh et al., 2010
DFNB35	ESRRB	Collin et al., 2008
DFNB36	ESPN	Naz et al., 2004
DFNB37	MYO6	Ahmed et al., 2003
DFNB39	HGF	Schultz et al., 2009
DFNB42	ILDR1	Borck et al., 2011
DFNB44	ADCY1	Ansar et al., 2004/Santos-Cortez et al., 2014
DFNB48	CIB2	Ahmad et al., 2005
DFNB49	MARVELD2	Riazuddin et al., 2006
DFNB53	COL11A2	Chen et al., 2005
DFNB59	PJVK	Delmaghani et al., 2006
DFNB61	SLC26A5	Liu et al., 2003
DFNB63	LRTOMT/COMT2	Ahmed et al., 2008/Du et al., 2008
DFNB66/67	LHFPL5	Tlili et al., 2005/Shabbir et al., 2006/Kalay et al., 2006
DFNB73	BSND	Riazuddin et al., 2009
DFNB74	MSRB3	Waryah et al., 2009/Ahmed et al., 2011
DFNB76	SYNE4	Horn et al., 2013
DFNB77	LOXHD1	Grillet et al., 2009
DFNB79	TPRN	Rehman et al., 2010/Li et al., 2010
DFNB82	GPSM2	Walsh et al., 2010
DFNB84	PTPRQ	Schraders et al., 2010
DFNB86	TBC1D24	Ali et al., 2012/Rehman et al., 2014
DFNB88	ELMOD3	Jaworek et al., 2013
DFNB89	KARS	Basit et al., 2011
DFNB91	SERPINB6	Sirmaci et al., 2010
DFNB93	CABP2	Tabatabaiefar et al., 2011
DFNB98	TSPEAR	Delmaghani et al., 2012
DFNB101	GRXCR2	Imtiaz et al., 2014

X連鎖性

Locus (OMIM)	Gene (OMIM)	Reference
DFNX1 (DFN2)	PRPS1	Liu et al., 2010
DFNX2 (DFN3)	POU3F4	De Kok et al., 1995
DFNX4 (DFN6)	SMPX	Schraders et al., 2011/Huebner et al., 2011
DFNA64	COL4A6	Rost et al., 2013

(Hereditary Hearing loss Homepage より引用　http://hereditaryhearingloss.org)

表2 症候群性難聴の原因遺伝子

Alport症候群

Locus	Location	Gene	References	OMIM entry
	Xq22	*COL4A5*	Barker et al., 1990	301050
	2q36-q37	*COL4A3 COL4A4*	Mochizuki et al., 1994	203780

Branchio-oto-renal（BOR）症候群

Locus	Location	Gene	References	OMIM entry
BOR1	8q13.3	*EYA1*	Abdelhak et al., 1997	113650
BOR2	19q13.3	*SIX5*	Hoskins et al., 2007	610896
	1q31	unknown	Kum ar et al., 2000	
BOS3	14q21.3-q24.3	*SIX1*	Ruf et al., 2003/Ruf et al., 2004	608389

CHARGE症候群

Locus	Location	Gene	References	OMIM entry
	7q21.11	*SEMA3E*	Lalani et al., 2004	214800
	19q13.3	*CHD7*	Vissers et al., 2004	214800

Jervell & Lange-Nielsen症候群

Locus	Location	Gene	References	OMIM entry
JLNS1	11p15.5	*KCNQ1*	Neyroud et al., 1997	192500
JLNS2	21q22.1-q22.2	*KCNE1*	Tyson et al., 1997/Schulze-Bahr et al., 1997	176261

Norrie病

Locus	Location	Gene	References	OMIM entry
NDP	Xp11.3	*NDP*	Berger et al., 1992/Chen et al., 1992	310600

Pendred症候群

Locus	Location	Gene	References	OMIM entry
PDS	7q21-34	*SLC26A4*	Everett et al., 1997	
PDS	5q35.1	*FOXI1*	Yang et al., 2007	
PDS	1q23.2	*KCNJ10*	Yang et al., 2009	

Stickler症候群

Locus	Location	Gene	References	OMIM entry
STL1	12q13.11-q13.2	*COL2A1*	Ahmad et al., 1991	108300
STL2	1p21	*COL11A1*	Richards et al., 1996	604841
STL3	6p21.3	*COL11A2*	Vikkula et al., 1995	184840
	6q13	*COL9A1*	Van Camp et al., 2006	
	1p34.2	*COL9A2*	Baker et al., 2011	

Treacher Collins症候群

Locus	Location	Gene	References	OMIM entry
TCOF1	5q32-q33.1	*TCOF1*	Dixon et al., 1996	154500
POLR1D	13q12.2	*POLR1D*	Dauwerse et al., 2010	613717
POLR1C	6p21.1	*POLR1C*	Dauwerse et al., 2010	248390

Usher症候群

Locus	Location	Gene	References	OMIM entry
USH1A	(14q32)	non existent	Kaplan et al., 1992/Gerber et al., 2006	276900
USH1B	11q13.5	*MYO7A*	Weil et al., 1995	276903
USH1C	11p15.1	*USH1C*	Smith et al., 1992/Verpy et al., 2000/Bitner-Glindzicz et al., 2000	276904
USH1D	10q22.1	*CDH23*	Wayne et al., 1996/Bork et al., 2001/Bolz et al., 2001	601067
USH1E	21q21	unknown	Chaib et al., 1997	602097
USH1F	10q21-22	*PCDH15*	Ahmed et al., 2001/Alagramam et al., 2001	602083
USH1G	17q24-25	*SANS*	Mustapha et al., 2002/Weil et al., 2003	606943
USH1H	15q22-23	unknown	Ahmed et al., 2009	612632
USH1J	15q23-q25.1	*CIB2*	Riazuddin et al., 2012	614869
USH1K	10p11.21-q21.1	unknown	Jaworek et al., 2012	614990
USH2A	1q41	*USH2A*	Kimberling et al., 1990/Eudy et al., 1998	276901
USH2B	3p23-24.2.	unknown	Hmani et al., 1999	
USH2C	5q14.3-q21.3	*VLGR1*	Pieke-Dahl et al., 2000/Weston et al., 2004	605472
USH2D	9q32	*WHRN*	Ebermann et al., 2007	611383
USH3	3q21-q25	*CLRN1*	Sankila et al., 1995/Joensuu et al., 2001	276902 606397
	10q24.31	*PDZD7*	Ebermann et al., 2010	

Waardenburg症候群

Type	Locus	Location	Gene	References	OMIM entry
type I	WS1	2q35	*PAX3*	Tassabehji et al., 1992	193500
type IIA	WS2A	3p14.1-p12.3	*MITF*	Tassabehji et al., 1994	193510
type IIB	WS2B	1p21-p13.3	unknown	Lalwani et al., 1994	600193
type IIC	WS2C	8p23	unknown	Selicorni et al., 2001	606662
type IID	WS2D	8q11	*SNAI2*	Sanchez-Martin et al., 2002	608890
type III	WS3	2q35	*PAX3*	Hoth et al., 1993	148820
type IV	WS4	13q22	*EDNRB*	Attie et al., 1995	131244
type IV	WS4	20q13.2-q13.3	*EDN3*	Edery et al., 1996	131242
type IV	WS4	22q13	*SOX10*	Pingault et al., 1998	

Perrault症候群

Locus	Location	Gene	References	OMIM entry
	5q23.1	*HSD17B4*	Pierce et al., 2011	233400
	5q31.3	*HARS2*	Pierce et al., 2011	614926
DFNB81	19p13.3	*CLPP*	Jenkinson et al., 2013	614926
	3p21.31	*LARS2*	Pierce et al., 2013	614926

2 作成方法

　本手引きは，日本聴覚医学会「先天性難聴遺伝子診断に関するアドホック委員会」，「遺伝性難聴および外耳，中耳，内耳奇形に関する調査研究班」の研究代表者，研究分担者および研究協力者（巻頭の執筆者一覧参照）が共同で原案を作成した。平成24～25年度 厚生労働科学研究費補助金難治性疾患等克服研究事業（難治性疾患克服研究事業）「遺伝性難聴および外耳，中耳，内耳奇形に関する調査研究班」および平成26～28年度 厚生労働科学研究費補助金難治性疾患政策研究事業「難治性聴覚障害に関する調査研究班」では，遺伝性難聴症例の臨床実態および治療実態の把握を進めるとともに，その遺伝子解析を進めており，研究で得られた成果を取りまとめて本手引きに反映した。

　また，本手引きの作成にあたり，平成21～23年度の期間に厚生労働科学研究費補助金難治性疾患克服研究事業「優性遺伝形式をとる遺伝性難聴に関する調査研究班」（研究代表者：宇佐美真一）の研究成果として平成24年4月に策定された「優性遺伝形式をとる遺伝性難聴の診療ガイドライン（試案）」をベースに，優性以外の遺伝形式をとる遺伝性難聴に関する記述を加えるとともに，優性遺伝形式をとる遺伝性難聴に関しては，最新の知見を反映させる形で改訂を行い作成した。

　なお，本手引きの構成に関しては以下の方針で作成した。

　(1) 遺伝性難聴では，原因遺伝子の種類により大きく臨床像が異なることより，総論に引き続き各論を設け，主要な原因遺伝子による疾患のサブタイプ分類ごとに各論として取り上げることで，適切な診断・治療と遺伝カウンセリングを実施する基盤を整えることを目指した。また，2015年7月1日に新たに指定難病となった若年発症型両側性感音難聴の原因遺伝子（*ACTG1*遺伝子，*CDH23*遺伝子，*COCH*遺伝子，*KCNQ4*遺伝子，*TECTA*遺伝子，*TMPRSS3*遺伝子，*WFS1*遺伝子）およびUsher症候群の原因遺伝子に関しても各論で詳細に解説を行うこととした（表3）。

表3　各論で取り上げた遺伝性難聴

非症候群性難聴	症候群性難聴
1. *GJB2*遺伝子変異による難聴	1. Usher症候群
2. *SLC26A4*遺伝子変異による難聴	2. Alport症候群
3. *CDH23*遺伝子変異による難聴	3. *EYA1*遺伝子変異による難聴（BOR症候群）
4. *OTOF*遺伝子変異による難聴	4. *NOG*遺伝子変異による難聴
5. ミトコンドリア遺伝子変異による難聴	5. van der Hoeve症候群
6. *KCNQ4*遺伝子変異による難聴	6. Waardenburg症候群
7. *TECTA*遺伝子変異による難聴	7. Treacher Collins症候群
8. *WFS1*遺伝子変異による難聴	
9. *COCH*遺伝子変異による難聴	
10. *MYO7A*遺伝子変異による難聴	
11. *CRYM*遺伝子変異による難聴	
12. *ACTG1*遺伝子変異による難聴	
13. *TMPRSS3*遺伝子変異による難聴	

(2) 総論では疾患の臨床的特徴を示すとともに，全体的な傾向を記載するにとどめ，各論において①疾患の概説（病態，臨床所見，疫学など），②診断（臨床的特徴に基づく診断および遺伝子診断），③治療（治療方法とその有効性）を取り上げた。治療の項ではエビデンスレベル，推奨グレードをつけ客観性を持たせるように配慮を行った。しかし，希少な疾患であるため罹患者数が少なく大規模を対象とした研究が乏しいこと，また，適切な医学的介入を行わない対照研究は倫理的に許容されないことにより，エビデンスレベルの低い報告が多い。そのため，現在までの報告に関するシステマティック・レビューを実施して対象となる論文が選別されたプロセスを記述することとした。また，推奨グレードに関しては，本来であればエビデンスレベルに基づいて設定することが望ましいが，前述のようにエビデンスレベルの低い報告がほとんどであるため，現状の医療の普及度を勘案し推奨グレードを設定した。記載した治療法の妥当性に関しては，作成メンバーによるレビューのプロセスを経て，可能な限り客観性を持たせるよう努めた。

　また，総論の遺伝子診断の項に関しては，2012年度から保険収載された「遺伝学的検査（先天性難聴）」とともに，2015年8月から実施されているハイスループット・シークエンス法（次世代シークエンス法）に関しても概説した。

　(3) 作成手順としては，担当者を中心に原稿を作成し，研究班事務局が原稿を取りまとめて研究班全体に配布した。研究代表者，研究分担者，研究協力者は原稿を閲覧し訂正・追記などの意見を事務局に提出し，事務局では意見を踏まえて原稿の加筆修正を行った。

　研究班事務局では，全ての修正原稿をまとめ最終原稿を作成後に「遺伝性難聴診断・診療の手引き（案）」を作成した。作成された「遺伝性難聴診断・診療の手引き（案）」に関しては，平成26年5月17日に開催された日本聴覚医学会「先天性難聴遺伝子診断に関するアドホック委員会」で内容の検討が行われ，必要な加筆修正が行われた。また，平成27年1月に実施された日本耳鼻咽喉科学会学術委員会にて内容の検討が行われ，評価結果に基づき再度事務局にて必要な加筆修正が行われた。

執筆担当者
Ⅰ 序論（宇佐美真一）

Ⅱ 総論： 1 対象疾患 ……………………………………………… 宇佐美真一
　　　　 2 疾患概要，診断基準 …………………………………… 宇佐美真一・西尾信哉
　　　　 3 頻度，臨床的特徴 ……………………………………… 宇佐美真一・西尾信哉
　　　　 4 タイプ分類・重症度分類 ……………………………… 福島邦博
　　　　 5 診断・治療方針 ………………………………………… 宇佐美真一
　　　　　 1 聴覚検査・画像検査 ………………………………… 宇佐美真一・西尾信哉
　　　　　 2 遺伝学的検査 ………………………………………… 宇佐美真一・西尾信哉
　　　　　 3 補聴器 ………………………………………………… 長井今日子
　　　　　 4 人工内耳 ……………………………………………… 内藤　泰
　　　　　 5 手術（アブミ骨手術，耳瘻孔摘出術） …………… 東野哲也
　　　　　 6 残存聴力活用型人工内耳 …………………………… 宇佐美真一・茂木英明
　　　　　 7 植込型骨導補聴器 …………………………………… 工　穣
　　　　　 8 人工中耳 ……………………………………………… 岩崎　聡
　　　　 6 専門家による支援
　　　　　 1 遺伝カウンセリング ………………………………… 熊川孝三・阿部聡子
　　　　　 2 オーファンネットについて ………………………… 宇佐美真一
　　　　　 3 ハイスループット・シークエンス解析について … 宇佐美真一・西尾信哉

Ⅲ 各論：
1. *GJB2* 遺伝子変異による難聴 ……………………………… 宇佐美真一・塚田景大
2. *SLC26A4* 遺伝子変異による難聴 …………………………… 宇佐美真一・宮川麻衣子
3. *CDH23* 遺伝子変異による難聴 ……………………………… 宇佐美真一・宮川麻衣子
4. *OTOF* 遺伝子変異による難聴 ………………………………… 宇佐美真一・岩佐陽一郎
5. ミトコンドリア遺伝子変異による難聴 ……………………… 宇佐美真一・矢野卓也
6. *KCNQ4* 遺伝子変異による難聴 ……………………………… 宇佐美真一・内藤武彦
7. *TECTA* 遺伝子変異による難聴 ……………………………… 宇佐美真一・茂木英明
8. *WFS1* 遺伝子変異による難聴 ………………………………… 宇佐美真一・福岡久邦
9. *COCH* 遺伝子変異による難聴 ………………………………… 池園哲郎
10. *MYO7A* 遺伝子変異による難聴 ……………………………… 石川浩太郎
11. *CRYM* 遺伝子変異による難聴 ………………………………… 阿部聡子
12. *ACTG1* 遺伝子変異による難聴 ……………………………… 宇佐美真一・宮川麻衣子
13. *TMPRSS3* 遺伝子変異による難聴 …………………………… 宇佐美真一・宮川麻衣子
14. 症候群性の難聴を伴う疾患
    - 14-1 Usher 症候群 ………………………………………………… 岩崎 聡・吉村豪兼
    - 14-2 Alport 症候群 …………………………………………………… 宇佐美真一・宮川麻衣子
    - 14-3 *EYA1* 遺伝子変異による難聴 ……………………………… 武市紀人
    - 14-4 *NOG* 遺伝子変異による難聴 ………………………………… 東野哲也
    - 14-5 van der Hoeve 症候群 ………………………………………… 佐藤宏昭
    - 14-6 Waardenburg 症候群 ………………………………………… 福島邦博
    - 14-7 Treacher Collins 症候群 ……………………………………… 福島邦博

3 エビデンスレベル，推奨グレード

　本手引きに使用するエビデンスレベル，推奨グレードは『Minds 診療ガイドライン作成の手引き2007』[1])を参考にした（表4, 5）。しかしながら，遺伝性難聴の原因としては，100種類程の遺伝子が関与すると考えられるため，個々の遺伝子による難聴という視点で見た場合には罹患者数が少なく希少であり，エビデンスレベルの高い報告は乏しいのが現状である。推奨グレードに関しては，エビデンスレベルが低くても現状の医療の普及度を勘案し，推奨される治療について設定することとした。今後，遺伝子診断の普及とともに，症例の増加によりエビデンスレベルの高い報告が増えていくことが期待される。

表4 エビデンスのレベル分類

Ⅰ	システマティック・レビュー/RCT のメタアナリシス
Ⅱ	1つ以上のランダム化比較試験による
Ⅲ	非ランダム化比較試験による
Ⅳa	分析疫学的研究（コホート研究）
Ⅳb	分析疫学的研究（症例対照研究，横断研究）
Ⅴ	記述的研究（症例報告やケース・シリーズ）
Ⅵ	患者データに基づかない，専門委員会や専門家個人の意見

表5 推奨グレード

A	強い科学的根拠があり，行うよう強く勧められる
B	科学的根拠があり，行うよう勧められる
C1	科学的根拠はないが，行うよう勧められる
C2	科学的根拠がなく，行わないよう勧められる
D	無効性あるいは害を示す科学的根拠があり，行わないよう勧められる

●参考文献
1) 福井次矢, 吉田雅博, 山口直人. Minds診療ガイドライン作成の手引き2007. 医学書院；2007.

4 作成上の留意点

1 保険診療外の検査の取り扱いについて

　2012年の診療報酬改定により，先天性難聴の遺伝子診断が「遺伝学的検査（先天性難聴）」として保険収載され，一般的な診療として難聴の遺伝子診断が実施可能となった。しかしながら，遺伝性難聴の場合，100種類程度の遺伝子が関与することが示されており，現時点（2016年1月現在）でスクリーニング検査において遺伝子変異を検出できないケースもある。本手引きでは，保険診療の範囲に含まれていない遺伝子診断に関しては，注釈としてそれを明示することにした。

2 研究費および利益相反について

　本手引きは，平成24～25年度厚生労働科学研究費補助金難治性疾患等克服研究事業「遺伝性難聴および外耳，中耳，内耳奇形に関する調査研究班」の研究成果を基に，研究班の研究代表者および研究分担者，日本聴覚医学会「先天性難聴遺伝子診断に関するアドホック委員会」のメンバーにより素案が作成された。また，平成26～28年度厚生労働科学研究費補助金難治性疾患政策研究事業「難治性聴覚障害に関する調査研究班」により内容のレビューが行われた。なお，調査研究班の研究代表者および研究分担者は，あらかじめ各施設の利益相反委員会に利益相反に関する自己申告を行い，承認を得て研究を実施した。

　また，本手引きでは，感音難聴の治療法として一般的な選択肢である補聴器，人工内耳に関して検討したが，その際，利益相反に配慮し，メーカー名を特定できない一般名（補聴器，人工内耳など）を用いるとともに，Ⅲ 各論 15 に各治療法のエビデンスをまとめたシステマティックレビュー・サマリーを掲載し，可能な限り客観性を持たせるように努めた。

II 総論

II 総論

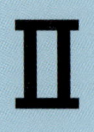

1 対象疾患

1 遺伝性難聴の定義

　本手引きで取り扱う「遺伝性難聴」は，先天性難聴の原因の少なくとも50〜60％を占めるとされており，難聴の原因として最も可能性が高い。遺伝性難聴は遺伝的異質性が高い疾患であり，おおよそ100種類程度の原因遺伝子が関与すると考えられている。また，その遺伝形式に関しても，常染色体優性遺伝形式，常染色体劣性遺伝形式，X連鎖性遺伝形式，母系遺伝形式と多様である。また，主として難聴のみを症状として呈する非症候群性難聴と，難聴以外に種々の症状を随伴する症候群性難聴の2つに分類される。このように，遺伝性難聴という疾患の中には，実際には非常に幅広い原因による複数の疾患が混在している状況である。

　本疾患の主たる診断基準を定義するならば，「家系内に類似の聴力像を呈する難聴者が存在する難聴」ということになるが，①劣性遺伝形式をとる遺伝性難聴の場合，近年の少子化に伴い同胞に罹患者が認められず，孤発例となっているケースが多い。また，②進行性の難聴の場合には，若年者では難聴が発症していない，あるいは難聴に自覚していないことも多いため，必ずしも家系情報だけから遺伝性難聴を推定するのは困難な場合も多い。したがって，本疾患の確定診断には家族歴の有無に関わらず「遺伝子診断」が必要不可欠である。

2 遺伝子診断の実際

　難聴の「遺伝子診断」に関しては，日本人難聴患者1,500例の遺伝子変異スペクトラムを基に，日本人難聴患者の原因として頻度の高い13遺伝子46変異をインベーダー法によりスクリーニングする検査が，2008年に先進医療「先天性難聴の遺伝子診断」として認められ臨床応用が開始された。また，2012年には「遺伝学的検査（先天性難聴）」として保険収載され，健康保険での検査が可能となり，全国の大学病院などで日常の臨床検査ツールとして検査が実施されている。さらに，2015年8月からは，検査法がハイスループット・シークエンス法（次世代シークエンス法）との併用となり，解析対象が19遺伝子154変異に拡張された。

　保険診療「遺伝学的検査（先天性難聴）」として実施されている検査は，19遺伝子154変

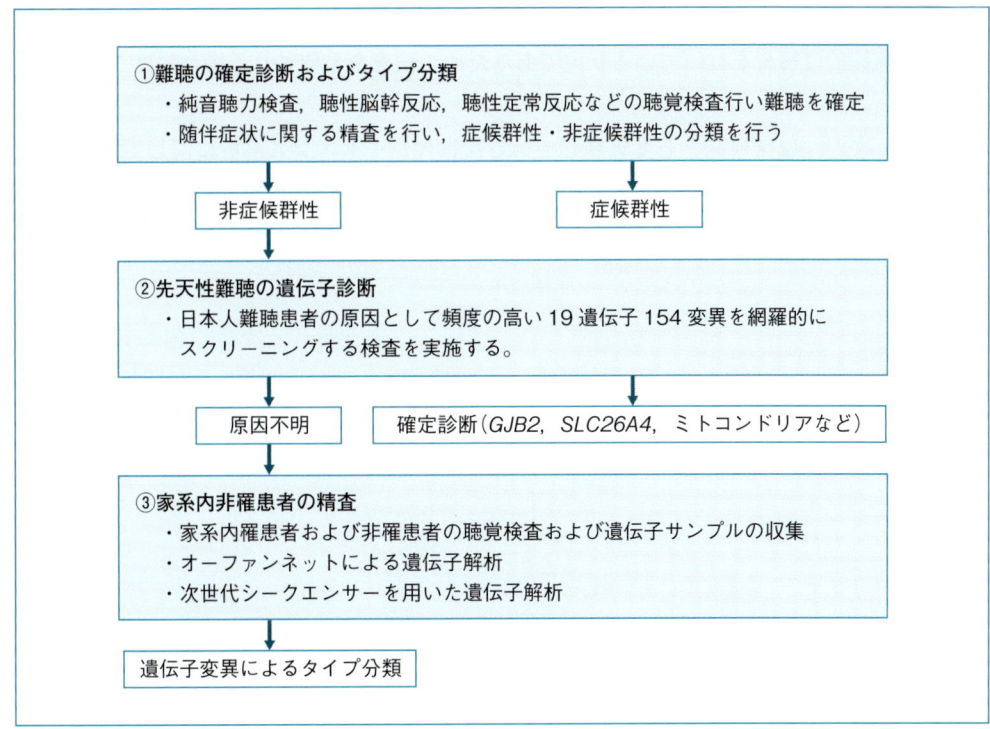

図1　遺伝性難聴診断のためのフローチャート

異を網羅的にスクリーニングする検査であり，先天性難聴症例の約40〜50％より何らかの遺伝子変異を見出すことができる有用な検査である．本検査は日本人難聴患者に比較的高頻度に認められる遺伝子変異を網羅しているため，劣性遺伝形式をとる遺伝性難聴であるが，同胞に罹患者が認められず孤発例となっているケースの診断に非常に有効な検査である．遺伝子診断を行い難聴の原因を同定することにより，難聴の型や重症度の予測，予後の予測，随伴症状の予測などが可能となるため，その後の医学的介入やフォローアップのために有用である．一方，既知の遺伝子変異の有無をスクリーニングする検査であるため，家系ごとに原因遺伝子変異が異なる優性遺伝形式をとる遺伝性難聴の場合や，スクリーニング検査に含まれていない遺伝子変異に関しては原因を特定できない．

このような場合，確定診断のためのツールとしては，従来，家系が大きい場合には連鎖解析による原因遺伝子のマッピングあるいは候補遺伝子解析しか手法が確立していなかったが，近年，ハイスループット・シークエンス法を用いた解析により多くの原因遺伝子を同時に解析することが可能となってきた．しかしながら，非常に多くの遺伝子変異が見つかるため，データの解析には専門的な知識を要することから，ルーチンでの臨床検査としての実施は困難な状況である．

このような状況をふまえ，調査研究班の研究代表者らのグループでは平成21年より，希少疾患の遺伝子解析を受託して実施するNPO法人オーファンネット・ジャパン（http://onj.jp/index.html）の運営する遺伝学的検査項目として，複数の遺伝子解析を登録して確定診断の支援を行っており，本疾患の確定診断の向上が期待される．また，ハイスループッ

ト・シークエンス法を用いた原因遺伝子の網羅的解析に関しては，本研究班が中心となり継続的に解析を行っている状況であるため，検査を希望される場合にはご連絡いただきたい。

　また，臨床研究として実施している次世代シークエンス解析に関しては，6 専門家による支援 ③ ハイスループット・シークエンス解析について（p69）をご覧いただきたい。

2 疾患概要，診断基準

1 劣性遺伝形式をとる遺伝性難聴

1) 概要

「劣性遺伝形式をとる遺伝性難聴」は常染色体劣性遺伝形式をとる疾患であり，主たる症状として両側感音難聴，随伴する症状としてめまいや耳鳴がある。

従来は原因不明と考えられていた難聴の多くが遺伝子変異によるものであり，遺伝子診断が重要である。原因遺伝子ごとに臨床経過が異なり，治療法はいまだ確立しておらず，多くの場合，発症メカニズムは不明である。

2) 原因

現在までに劣性遺伝形式をとる難聴の原因遺伝子として日本人より報告されているのは，*GJB2*，*SLC26A4*，*CDH23*，*TECTA*，*OTOF*，*MYO15A* などであるが，これ以外にも，約40種類以上の原因遺伝子が報告されている。ただし，詳細な発症機序は不明な場合が多い。

3) 症状

(1) 両側感音難聴
- 先天性もしくは遅発性の両側感音難聴を呈する。
- 難聴の程度は軽度～重度難聴まで様々である。また，聴力像も水平型，低音障害型，高音障害型など多様である。
- 難聴の進行の有無やその程度は様々である。

(2) 随伴症状

めまいや耳鳴，耳閉感などの症状を伴う場合がある。

4) 治療法

現時点では疾患そのものを治療する有効な治療法はない。難聴の程度に応じて，補聴器や人工内耳によって聴力を補う治療が行われている。

5) 予後

発症時期や程度は原因遺伝子によって異なる。症状の改善は期待できないため，患者の精神的負担が大きい。また，補聴器や人工内耳による治療を行っても正常聴力にはならないため，QOLの低下は免れない。さらに高度難聴によるコミュニケーション障害により，就学や就労が困難な例も認められる。

6) 診断基準

A. 症状
1. 両側性難聴を認める。
2. 孤発もしくは常染色体劣性遺伝形式の難聴の家族歴を有する。
3. めまい・耳鳴を伴うことがある。

B. 検査所見
標準純音聴力検査，ABR（聴性脳幹反応）などの聴力検査において両側性感音難聴を認める。

C. 遺伝学的検査
遺伝学的検査により常染色体劣性遺伝形式をとる難聴遺伝子の病的変異（現在までに40種類以上の遺伝子が原因として同定されている）をホモ接合体もしくは複合ヘテロ接合体として認める。

(厚生労働科学研究 難治性聴覚障害に関する調査研究班 2014年)

2 優性遺伝形式をとる遺伝性難聴

1) 概要

「優性遺伝形式をとる遺伝性難聴」は常染色体優性遺伝形式をとる疾患であり，主たる症状として両側感音難聴，随伴する症状としてめまいや耳鳴がある。

従来は原因不明と考えられていた難聴の多くが遺伝子変異によるものであり，遺伝子診断が重要である。原因遺伝子ごとに臨床経過が異なり，治療法はいまだ確立しておらず，多くの場合，発症メカニズムは不明である。

次の世代（子）が発症する確率は50％であり，患者の心理的負担は大きく，遺伝カウンセリングを始めとした患者へのサポート体制が求められている。

2) 原因

現在までに優性遺伝形式をとる難聴の原因遺伝子として日本人より報告されているのは，KCNQ4，WFS1，TECTA などであるが，これ以外にも，約30種類以上の原因遺伝子が報告されている。

3) 症状

先天性，および遅発性に発症する両側性の難聴である。優性遺伝形式をとる遺伝性難聴の場合，難聴が発症した時点では比較的軽度の難聴であっても，その後に聴力が悪化する場合が多い。幼小児期には明らかでなかっためまいや耳鳴の症状が，後に出現する場合もある。原因遺伝子により，難聴の程度，進行の有無やその程度が異なることが明らかに

4）治療法

現時点では疾患そのものを治療する有効な治療法はない。難聴の程度に応じて，補聴器や人工内耳によって聴力を補う治療が行われている。

5）予後

発症時期や程度は原因遺伝子によって異なる。症状の改善は期待できないため，患者の精神的負担が大きい。また，補聴器や人工内耳による治療を行っても正常聴力にはならないため，QOLの低下は免れない。

さらに，高度難聴によるコミュニケーション障害により，就学や就労が困難な例も認められる。

6）診断基準

A. 症状
1. 両側性の難聴を認める。
2. 常染色体優性遺伝形式の難聴の家族歴を有する。
3. めまい・耳鳴を伴うことがある。

B. 検査所見
標準純音聴力検査，ABR（聴性脳幹反応）などの聴力検査において両側性難聴を認める。

C. 遺伝学的検査
遺伝学的検査により常染色体優性遺伝形式をとる難聴遺伝子の病的変異（現在までに約30遺伝子が候補）を認める。

（厚生労働科学研究 難治性聴覚障害に関する調査研究班 2014年）

3 Pendred症候群

1）概要

Pendred症候群は，先天性難聴と甲状腺腫を合併する常染色体劣性遺伝形式の疾患である。全例に前庭水管拡大という内耳奇形を認め，蝸牛にMondini型の内耳奇形を認める例も多い。

2）原因

前庭水管拡大を伴う感音難聴のうち，80％に*SLC26A4*遺伝子変異を認める。*SLC26A4*以外に*FOX1*等の関与も報告されている。

また，前庭水管拡大を伴う感音難聴のうち，甲状腺腫を発症する症例が10～20％程度あり，Pendred症候群と診断される。難聴の程度，甲状腺腫の合併等の臨床症状と変異の種類の間に相関はないことが報告されている[1]。

3) 症状
(1) 両側感音難聴
- 先天性の両側感音難聴を呈する。
- 難聴が変動・進行することが多い。
- 難聴の程度は軽度～高度難聴まで多様である。また，聴力像は低音部に気骨導差を伴う高音障害型が多い。

(2) 随伴症状
- めまいを伴う場合が多い。
- 甲状腺腫を伴う（遅発性の場合が多い）。

4) 治療法
　現時点では疾患そのものを治療する有効な治療法はない。難聴の程度に応じて，補聴器や人工内耳によって聴力を補う介入が行われている。

5) 予後
　発症時期や程度は症例によって異なるが，変動しながら徐々に進行する場合が多い。症状の改善は期待できないため，患者の精神的負担が大きい。また，補聴器や人工内耳による治療を行っても正常聴力にはならないため，QOLの低下は免れない。
　さらに高度難聴によるコミュニケーション障害により，就学や就労が困難な例も認められる。

6) 診断基準

A. 症状
1. 両側感音難聴を呈する。
2. 聴力変動をきたし，進行する場合が多い。
3. めまいを伴う場合もある。
4. 甲状腺腫を伴う（遅発性であることが多い）。

B. 検査所見
1. 聴力検査において感音難聴を認める。聴力像は軽度～重度感音難聴まで多様である。低音域に気骨導差を呈する高音障害型難聴であることが多い。
2. 画像検査で前庭水管拡大を認める。

C. 遺伝学的検査
　*SLC26A4*遺伝子変異を認める場合が多い。

（厚生労働科学研究 難治性聴覚障害に関する調査研究班 2014年）

4　Usher症候群

1）概要
　難聴に網膜色素変性症を伴う症候群性の疾患である。難聴の程度は中等度～重度難聴までと幅広く，先天性に発症する例がほとんどを占める。また網膜色素変性は遅発性に発症し，徐々に視野狭窄が進行して社会的失明となる例が多い。

2）原因
　Usher症候群は常染色体劣性遺伝形式をとる疾患である。原因遺伝子としては現在までに10種類が同定されている。タイプ1は*MYO7A，USH1C，CDH23，PCDH15，USH1G，CIB2*であり，タイプ2は*USH2A，GPR98，DFNB31*，タイプ3は*CLRN1*である。
　病態に関しては感音難聴と網膜色素変性症を伴うことから，その障害部位は内耳（とくに有毛細胞）と網膜（とくに桿体細胞）であると考えられており，内耳と網膜に共通する疾患発症メカニズムと内耳特有の疾患発症メカニズムの組み合わせによる発症が推定されているが，その詳細は不明である。

3）症状
　症状の程度とその発症時期によって3つのタイプに分類されている。視覚症状は夜盲にはじまり，その後視野狭窄が進行していく。

（1）Usher症候群タイプ1
　先天性の高度～重度難聴を呈する。両側前庭機能障害を伴う例が多く，視覚症状は10歳前後より生じる。

（2）Usher症候群タイプ2
　先天性の高音障害型難聴を呈する。視覚症状は思春期以降に生じることが多い。前庭機能は正常である例が多い。

（3）Usher症候群タイプ3
　進行性の難聴を呈し，前庭機能障害の有無，および視覚症状の発症時期は様々である。

4）治療法

（1）難聴に対する治療法
　現時点では疾患そのものを治療する有効な治療法はない。難聴の程度に応じて，補聴器や人工内耳によって聴力を補う治療が行われている。
　とくに先天性の高度難聴を呈するUsher症候群タイプ1症例に対しては，補聴器での聴取は困難である場合が多く，早期からの人工内耳装用が望ましい。また，将来的に網膜色素変性症が進行し，社会的失明となる可能性をふまえ，早期からの両側人工内耳装用により聴覚情報を担保することがQOL向上のために有用であると考えられる。

（2）網膜色素変性症に対する治療法
　網膜色素変性症に対する有効な治療法も確立されていない。網膜色素変性症の進行を抑

えることを期待し，ビタミンA，循環改善薬などの内服薬が用いられるが，その効果は証明されていない。また，遮光眼鏡の使用が暗順応障害や進行予防に有効との報告もあるが，その効果も証明されていない。

5) 予後

いずれのタイプにおいても根治的治療法が確立されておらず，重複障害によりQOLが著しく低下する。

6) 診断基準

1. 自覚症状
    A. 夜盲，視野狭窄，視力低下などの視覚障害（網膜色素変性症）
    B. 両側性感音難聴，めまいなどの耳症状（蝸牛・前庭症状）

2. 臨床検査所見
    A. 網膜色素変性症に関する所見（以下のうち，網膜電位を含めて2つ以上を満たす）
        (1) 眼底所見：網膜血管狭小，粗造胡麻塩状網膜，骨小体様色素沈着，多発する白点など
        (2) 網膜電位の異常（振幅低下，又は消失）
        (3) 蛍光眼底造影所見で網膜色素上皮萎縮による過蛍光または低蛍光
        (4) 光干渉断層像で中心窩における視細胞内節外節境界 (IS/OS) の異常（不連続または消失）
    B. 感音難聴に関する所見（以下の全てを満たす）
        (1) 純音聴力閾値検査（気導・骨導）の閾値上昇
        (2) 中枢性疾患，auditory neuropathy spectrum disorder，伝音難聴が否定できる

3. 疾患のタイプ分類
    タイプ1：先天性の高度〜重度難聴を呈する。両側前庭機能障害を伴う例が多く，視覚症状は10歳前後より生じる。
    タイプ2：先天性の高音障害型の難聴を呈する。視覚症状は思春期以降に生じる。前庭機能は正常である例が多い。
    タイプ3：難聴，視覚症状とも思春期以降に生じ，難聴は徐々に進行。

4. 遺伝学的検査
    原因遺伝子としては現在までに10遺伝子が同定されている。タイプ1は*MYO7A*, *USH1C*, *CDH23*, *PCDH15*, *USH1G*, *CIB2*であり，タイプ2は*USH2A*, *GPR98*, *DFNB31*，タイプ3は*CLRN1*である。

> 〈診断のカテゴリ〉
> 「1-Aと2-A」および「1-Bと2-B」の双方を満たす場合，もしくは「1-Aと2-A」または「1-Bと2-B」のいずれかを満たし，「4. 遺伝学的検査」により特異的な遺伝子変異を認める場合にUsher症候群と診断する。

(厚生労働科学研究 難治性聴覚障害に関する調査研究班 2014年)

5 症候群性難聴

1) 概要

難聴に加え他の合併症を伴う疾患の総称であり，非常に多くの症候群が含まれており，種類ごとに難聴の程度や予後，随伴症状が異なるため，鑑別には難聴の評価とともに合併症の精査が必要不可欠である。難聴の程度，随伴症状の程度ともばらつきが大きいが，難聴・随伴症状とも進行性の経過をたどるケースが多い。聴覚障害に関しては，根本的な治療法は確立されていないため，補聴器・人工内耳による対症療法が行われる。

2) 原因

症候群性難聴の大部分に遺伝子が関与することが示唆されているが，原因遺伝子の明らかとなっている疾患は少ない。表6に代表的疾患を示す（Usher症候群，Pendred症候群は別途記載）。

3) 症状

両側性の難聴を呈する。原因遺伝子，遺伝子変異の種類ごとに，難聴の程度は多様であるが，進行性の経過をたどるケースが多い。また，原因遺伝子によっては耳鳴・めまいなどの蝸牛症状を伴う。

症候群ごとに随伴する症状（合併症）は大きく異なるため（表7），鑑別には難聴の評価とともに合併症の精査が必要不可欠である。

4) 治療法

現時点では疾患そのものを治療する有効な治療法はない。難聴の程度に応じて，補聴器や人工内耳によって聴力を補う治療が行われている。また，手術加療である程度の改善が見込める症候群（van der Hoeve症候群，*NOG*遺伝子変異に伴う伝音難聴など）も存在する。

5) 予後

発症時期や程度は原因遺伝子によって異なる。症状の改善は期待できないため，患者の精神的負担が大きい。また，補聴器や人工内耳による治療を行っても正常聴力にはならないため，QOLの低下は免れない。さらに高度難聴によるコミュニケーション障害により，

表6　代表的疾患と原因遺伝子分類

疾患名	原因遺伝子
Alport症候群	*COL4A5, COL4A3, COL4A4*
BOR症候群	*EYA1, SIX1, SIX5*
van der Hoeve症候群	*COL1A1*
Waardenburg症候群	*PAX3, MITF, SNAI2, EDNRB, EDN3, SOX10*
Treacher-Collins症候群	*TCOF1*
*NOG*遺伝子変異による難聴	*NOG*

表7　主な合併症と疾患の対応

合併症例	疾患名
白内障，腎障害	Alport症候群
耳瘻孔，腎奇形	BOR症候群
易骨折性，青色強膜	van der Hoeve症候群
眼角隔離，色素異常	白色の前髪，虹彩異色，白斑，Waardenburg症候群
小顎症，小耳症	Treacher-Collins症候群
四肢末節骨の癒合	*NOG*遺伝子変異による難聴など

就学や就労が困難な例も認められる。

6) 診断基準

症候群ごとに異なる（Ⅲ 各論 14 に症候群ごとに記載）。

6　若年発症型両側性感音難聴

1) 概要

若年（40歳未満）で発症する両側性感音難聴をさす。従来から原因不明の感音難聴のうち，両側性に難聴が進行する疾患を「特発性両側性感音難聴」としてきたが，老人性難聴との鑑別が必ずしも容易ではなかった。そこで，正確に鑑別診断が行えるよう年齢要件が加えられた。また，遅発性難聴を引き起こす原因遺伝子が同定されていること，既知の外的因子，例えば騒音，外傷，薬剤，急性ウイルス感染によるものは除くという除外要件が加えられた。近年，遺伝子との関連が少しずつ明らかにされてきているが病態解明には至っていない。後天的に発症，進行し両側重度難聴・ろうとなる例など様々な経過をとる。本疾患は言語発達や教育のほか，社会生活や日常生活に大きな支障をきたす。また，治療法が未確立であり，長期的な療養を必要とするため，本疾患の病態の解明や治療法の開発は重要な課題である。診断基準に基づいた患者数は多くない。

2) 原因

若年発症型両側性感音難聴の病態はいまだ不明であるが，最近の分子遺伝学の進歩により，さまざまな遺伝子（*ACTG1, CDH23, COCH, KCNQ4, TECTA, TMPRSS3, WFS1*

など)の関与が明らかになってきた。しかしながら,発症機序に関しては必ずしも明らかになっていない。

3) 症状
(1) 両側性の難聴
若年発症の両側性の感音難聴で,難聴の程度は軽度から高度まで様々である。軽度,中等度難聴で発症し,その後進行して両側重度難聴・ろうとなる例など様々な経過をとる。
(2) 随伴症状
難聴の進行に伴い耳鳴,めまいなどの随伴症状を合併する例も多く,QOLを低下させたり,うつ状態を招くことがある。

4) 治療法
有効な治療法は確立されておらず,聴力に応じて補聴器あるいは人工内耳による補聴が対症的に行われている。急激に進行した場合には急性感音難聴と同様に副腎皮質ステロイド,血管拡張薬,代謝賦活薬,ビタミン製剤などが用いられているが,その効果に関するエビデンスはなく,現時点では有効な治療法は未確立である。

5) 予後
発症時期や程度,進行の有無は症例によって異なる。症状の改善は期待できないため長期の療養が必要となり,患者の精神的負担が大きい。また,補聴器や人工内耳の治療を行っても正常聴力にはならないため,QOLの低下は免れない。さらに高度難聴によるコミニュケーション障害により,就学や就労が困難な例も認められる。

6) 診断基準

次の3条件を満たす感音難聴のことである
1. 遅発性かつ若年発症である(40歳未満の発症)
2. 両側性である
3. 遅発性難聴を引き起こす原因遺伝子が同定されており,既知の外的因子によるものが除かれている

解説
1. 遅発性の若年発症について
(1) 40歳未満での発症が標準純音聴力検査で確認されたもの。
健常人を対象にした大規模調査の結果より,加齢に伴う標準純音聴力検査における聴覚閾値の平均値は125Hz,250Hz,500Hz,1,000Hz,2,000Hz,4,000Hz,8,000Hzの全周波数にわたり55歳未満では20dB未満であることが明らかとなっており,加齢に伴う聴力の悪化は55歳以降に認められる。したがって40歳未満で難聴があるとすれば医学的には加齢以外の要因によるものであると考えることが妥当である。

(2) 遅発性の発症あるいは観察期間中の進行が確認できたもの。
- 新生児聴覚検査，1歳半健診，3歳児健診，就学時健診のいずれかの時点において難聴がないことが証明できるもの。
- 耳鼻咽喉科にて標準純音聴力検査を施行し，観察期間中に難聴の進行があることが証明できたもの。

2. 両側性について

両側の感音難聴があり，良聴耳が中等度以上の難聴であるもの。両側性とは常に両側が同様な病態を示すという意味ではなく，両側罹患という意味である。したがって，両側性感音難聴で一側のみが進行するという例も含まれる。

3. 原因について

(1) 既知の遅発性・進行性難聴を引き起こす原因遺伝子が同定されている

既知の遅発性・進行性難聴を引き起こす原因遺伝子としては，現在までに，*ACTG1*遺伝子，*CDH23*遺伝子，*COCH*遺伝子，*KCNQ4*遺伝子，*TECTA*遺伝子，*TMPRSS3*遺伝子，*WFS1*遺伝子の変異が同定されている。これらの遺伝子変異が同定され，かつ上記の聴力基準を満たす症例は先天性難聴，加齢性難聴とは異なる病態であり，本疾患であると考えることが妥当である。

なお，研究班の実施した大規模調査より，各遺伝子変異による難聴者の占める割合は，難聴者全体（加齢性難聴は除く）の0.14％～1.9％程度であることが明らかとなっている。

(2) 既知の外的因子が除外されているもの。

例えば純音聴力検査で4,000Hzの閾値上昇を認める両側性騒音性難聴，CT検査で側頭骨骨折が認められる両側性外傷性難聴，耳毒性薬剤の使用歴が明らかな薬剤性難聴，ウイルスIgM抗体価上昇を伴う急性ウイルス感染が認められる例など外的因子が明らかなものは除く。

（厚生労働科学研究 難治性聴覚障害に関する調査研究班 2015年）

3 頻度，臨床的特徴

1 頻度

　疫学調査によると，新出生児に占める両側性の先天性難聴の割合は1,000人に1人とされており，比較的頻度の高い障害である。従来，音への反応不良あるいは発語の遅れなどにより2～3歳で難聴が見出されるケースが多かったが，新生児聴覚スクリーニングの普及により，生後1週間以内に難聴を発見することが可能となってきた。

　実際に平成19～24年に長野県をモデルに調査を行った結果では，産科施設において新生児聴覚スクリーニングの受検率がおおよそ97％と非常に高く，ほぼ全出生児を網羅する悉皆性の高い調査が行われ，新生児聴覚スクリーニングにより難聴が発見され，その後の精密検査により両側性感音難聴であることが確定診断される児は，おおよそ新出生児の0.07％であることが明らかとなった。0.07％という頻度は1,000人に1人（0.1％）という過去の報告と同程度であり，本邦においても同程度の罹患者頻度であることが確かめられた。

　また，遺伝形式に関しては調査研究班により収集された情報を含め，信州大学医学部耳鼻咽喉科の管理する日本人難聴遺伝子バンクに登録されている1,854例のうち，家系内罹患者に関する情報のある1,610例に関して頻度調査を実施したところ，常染色体優性遺伝形式をとる遺伝性難聴（ミトコンドリア遺伝形式を含む）は351例（21％）[*]であった。このうち明らかに優性遺伝形式であるものは，174例（10％）であった。一方，常染色体劣性遺伝形式（孤発例含む）は1,166例（72％）であった。このうち孤発例は883例であり，難聴患者全体の約55％が孤発例であることが明らかとなった。海外の報告では，常染色体優性遺伝形式をとる遺伝性難聴は10％程度と報告されており[1]，海外と同等かあるいはやや多いことが明らかとなった。一方，常染色体劣性遺伝形式あるいは孤発例は約80％と報告されており，こちらに関しても同程度であることが明らかとなった。

[*]ただし，本研究の母集団としては，難聴の遺伝子検査に同意している群を用いているため，家系内に難聴者が多く認められ，遺伝性の難聴であることが分かりやすい優性遺伝形式をとる難聴患者が協力する例が多く，実際の患者頻度よりも多めに集積される傾向があることが示唆される。分担研究機関がそれぞれ個別に実施した頻度調査では，難聴患者に占める優性遺伝形式をとる難聴患者の割合は岩手医大：763例中140例（18.3％），群馬大学：84例中16例（19％），宮崎大学：159例中7例（5％）と頻度にばらつきが認められるが，おおむね10～20％程度であった。

2 発症年齢

　従来，経験的に常染色体劣性遺伝形式をとる遺伝性難聴では，難聴が先天性の重度難聴であるのに対して，優性遺伝形式をとる遺伝性難聴の患者では難聴の程度が比較的軽度であり，かつ進行性の難聴である場合が多いために，相対的に発症年齢（難聴発見年齢）が遅れることが指摘されていた。研究班の実施した調査より，常染色体劣性遺伝形式をとる遺伝性難聴では，先天性の難聴であると考えられる6歳未満に難聴が発見されたケースが

全体の53％，6歳以降に難聴が発見されたケースが47％であった。一方，優性遺伝形式をとる難聴症例では，6歳未満に難聴が発見されたケースが全体の35％，6歳以降に難聴が発見されたケースが65％であった。

　以上の結果より，常染色体劣性遺伝形式をとる遺伝性難聴では，先天性難聴の割合が高いのに比べ，常染色体優性遺伝形式をとる遺伝性難聴の患者では有意に遅発性の（あるいは，難聴の発見が遅れる）症例が多いことが明らかとなった。次の項で述べるように，常染色体優性遺伝形式をとる難聴の場合，難聴の程度が比較的軽度であるとともに進行性の難聴であるケースが多いため，難聴の発見が遅れる傾向が調査の結果からも明らかとなった。また，調査研究班の収集したデータは，現在0歳から86歳までの難聴患者のデータを基に検討が行われているが，ここ10年ほどで新生児聴覚スクリーニングが普及し，難聴が早期に発見されるようになってきたため，今後は常染色体優性遺伝形式をとる遺伝性難聴であっても，早期に発見され，発症年齢は徐々に早期化してくると考えられる。

3　重症度

　経験的に，常染色体劣性遺伝形式をとる難聴は先天性の高度難聴が多いのに対して，優性遺伝形式をとる遺伝性難聴の患者は，難聴の程度が比較的軽度であると考えられていたが，その実態は不明確であった。

　調査研究班の実施した実態調査の結果，常染色体劣性遺伝形式をとる遺伝性難聴の患者の4分法の平均聴力は71.4dB（N＝1,161）であった。一方，常染色体優性遺伝形式をとる遺伝性難聴患者の平均値は55.9dB（N＝351）であり，劣性遺伝形式をとる遺伝性難聴患者の方が有意に難聴の程度が重いことが明らかとなった。実態調査の結果，聴力の重症度に関しても，従来から経験的に類推されていたように，常染色体劣性遺伝形式では重度難聴が多く，常染色体優性遺伝形式をとる遺伝性難聴では比較的軽度であることが示された。

　しかし，詳細に見ていくと4分法で100dBを超えるような症例もあり，聴力の程度はかなり多様であることが明らかとなった。また，家系内に複数の罹患者が認められる場合には，家系内では聴力の型，聴力の程度とも比較的類似しており，遺伝子変異の種類と難聴の程度の相関が認められることが示された。

4　進行性

　経験的に，常染色体優性遺伝形式をとる遺伝性難聴の患者では，難聴の程度が比較的軽度であり，かつ進行性の難聴である場合が多いと考えられていたが，進行性の患者の割合，進行の程度に関しては不明であった。

　実態調査では進行の自覚に関する調査を行った結果，常染色体劣性遺伝形式をとる難聴症例のうち，難聴の進行を自覚していたのは53.3％（1,038例中554例）であった。一方，優性遺伝形式をとる遺伝性難聴患者では，70.6％（300例中212例）が難聴の進行の自覚があった。以上の結果より，常染色体劣性遺伝形式をとる難聴は先天性の高度難聴が多いの

に対して，優性遺伝形式をとる遺伝性難聴の患者は難聴の程度が比較的軽度であり，進行性の難聴が多いことが改めて確認された．ただし，難聴の進行の程度は非常にばらつきが大きく，症例によっては非常に早く進行する例もあることが明らかとなった．

5 耳症状

　遺伝性難聴は，症候群性難聴と非症候群性難聴の2種に大別され，症候群性難聴を呈する疾患においては様々な随伴症状を有する．一方，非症候群性難聴に随伴する症状としては，「めまい」および「耳鳴」の耳症状を伴う例が報告されている．

　問診票ベースで遺伝性難聴患者の「めまい」および「耳鳴」の随伴の有無を調べた結果，常染色体劣性遺伝形式をとる遺伝性難聴症例では22％（1,003例中225例）がめまいのエピソードがあった．常染色体優性遺伝形式をとる遺伝性難聴患者群では26％（290例中76例）であり，大きな差は認められなかった．

　一方，耳鳴に関しては，常染色体劣性遺伝形式をとる遺伝性難聴患者の45.7％（979例中448例）に耳鳴の自覚があったのに対して，常染色体優性遺伝形式をとる遺伝性難聴患者群では64.8％（293例中190例）であり，常染色体優性遺伝形式をとる遺伝性難聴患者の方が，耳鳴を随伴する割合が高い傾向があることが明らかとなった．従来より，進行性難聴のケースでは耳鳴を随伴する傾向があることが指摘されていたが，今回のデータにおいても，優性遺伝形式をとる遺伝性難聴患者群の方が進行性の割合が高く，また耳鳴を伴うケースが多いことが改めて示された．

　また，耳鳴と進行の合併率を調べるために，耳鳴の有る群と無い群のそれぞれで難聴の進行の有る患者の頻度と無い患者の頻度を比較した．その結果，耳鳴の有る患者群では659例中507例（76.9％）に難聴の進行が認められたのに対して，耳鳴の無い患者群では，難聴の進行が663例中249例（37.5％）と有意に頻度が低く，進行性難聴のケースでは耳鳴を随伴することが確かめられた．

4 タイプ分類・重症度分類

1 合併症状による分類

　遺伝性難聴は，しばしば，難聴以外の明確な臨床症状を有する「症候群性難聴（syndromic hearing loss）」と，難聴以外の臨床症状を有さない「非症候群性難聴（non-syndromic hearing loss）」に分類される。疾患頻度としては非症候群性難聴が難聴全体の約70％を占め，大多数はこのタイプの難聴である。

　非症候群性難聴の場合，難聴以外の臨床症状を伴わないため，臨床情報だけから原因を特定するのは困難である。また，遺伝子以外の原因の除外が必ずしも容易ではないため，「遺伝性」の診断のためにはしばしば家族内での集積についての問診が必須である。ただし，劣性遺伝形式をとる遺伝性難聴の場合，近年の少子化に伴い同胞に罹患者が認められず，孤発例となっているケースが多いため，家族歴のない場合でも「遺伝子」が原因である可能性を考える必要がある。その一方で症候群性難聴では，各種の特徴的な症候の組み合わせを有しているためその診断は比較的容易である。本手引きでは，Ⅲ各論でとくに取り上げて議論している。

2 難聴の種類による分類

　難聴の種類は，標準純音聴力検査の結果から①感音難聴，②伝音難聴，③混合性難聴に分類されるのが一般的である。

　感音難聴は，内耳あるいは聴神経から聴覚中枢に至る経路のいずれかに障害があり，純音聴力検査の結果として気骨導差を示さない。感音難聴の根本的な治療は困難で，その慢性期には補聴器が用いられ，より高度な感音難聴に対しては人工内耳埋め込み術を行う。

　伝音難聴は外耳道，鼓膜，中耳（耳小骨）の異常によって生じる疾患であり，遺伝性難聴では，外耳道閉鎖症，耳小骨奇形，アブミ骨固着症等が伝音難聴の原因となり得る。聴力検査上では正常な骨導聴力にも関わらず，気導聴力の低下を認める。鼓室形成術やアブミ骨手術の適応となる場合がある。

　混合性難聴は，気導・骨導聴力の両者にある程度の難聴を認め，かつ気骨導差を認めるものである。ただし前庭水管拡大症などの例では，見かけ上の骨導聴力が良好な例が存在しうるので評価には注意が必要である。

3 聴力のパターンによる分類

　一般に気導聴力で聴力図の描く障害のパターンから，①水平型，②高音漸傾型，③高音急墜型，④低音障害型，⑤谷型，⑥皿型等に分類する方法がしばしば用いられる。遺伝性難聴では家族内で同様の聴力型をとることが報告されており，また，同一の遺伝子変異が

よく似た聴力像を示す遺伝子型-表現型の相関があることが報告されている。とくに難聴以外に分類根拠に乏しい非症候群性難聴では，聴力図による分類は極めて重要である。

4　時間経過による分類

　難聴の程度は，時間経過とともに次第に悪化してくる場合もあれば（進行性），ほとんど進行しない場合もあり（非進行性），また聴力の改善と悪化を繰り返す場合もある（変動性）。非進行性の経過をたどっている様に見えて，短い時間経過の中で急速に聴力が低下する場合（急性難聴）などの分類が存在する。聴力変化の急性期には突発性難聴に準じた薬物療法が用いられる場合がある。

　また，小児期に存在する難聴の場合，とくに音声言語を習得する以前の年齢（1歳頃まで）から存在する難聴を「言語習得期前難聴（prelingual hearing loss）」と呼び，逆に音声言語をいったん獲得した後に生じた難聴を「言語習得期後難聴（postlingual hearing loss）」と呼ぶ。言語習得期前難聴の場合，適切な医学的介入を行わずに放置すると音声言語の獲得に影響を及ぼすため，とくに区別して議論する場合がある。

5　重症度分類

　難聴の程度による重症度分類については様々なものが提唱されており，また，その分類基準となる聴力レベルも報告者によって差異があるため，注意が必要である。通常聴力検査は周波数ごとに行うため，その代表値として平均値を用いるが，平均値を算出する方法に関して報告ごとに大きな差異がある状況である。

　「日本聴覚医学会難聴対策委員会」ではこのような状況を踏まえて，国内外の論文報告等で用いられている重症度分類に関して検討を行い，学会としての一定の見解を示すことを目的に「難聴（聴覚障害）の程度分類」について検討を行っている。本手引きでは「日本聴覚医学会難聴対策委員会」の重症度分類に従って分類を行うことが，現時点ではもっとも妥当と考える。

　聴力閾値の代表値として，国際的にもっともよく用いられているのは4周波数平均聴力であり，これは下記の式，

　　（500 Hzの聴力＋1,000 Hzの聴力＋2,000 Hzの聴力＋4,000 Hzの聴力）÷4

から計算される。後述の「難聴（聴覚障害）の程度分類」に従い，4周波数平均聴力において軽度難聴（25〜40 dBまで），中等度難聴（40〜70 dB），高度難聴（70〜90 dB），重度難聴（90 dB〜）と定義するのが妥当であると考える。

　また，本邦においてよく用いられる代表値は4分法平均聴力で，これは下記の式，

　　（500Hzの聴力＋1,000 Hzの聴力×2＋2,000 Hzの聴力）÷4

から計算される。これは，行政による身体障害の等級の基準として用いられており，6級

> **【難聴（聴覚障害）の程度分類】**
>
> 軽 度 難 聴：平均聴力レベル　25 dB以上-40 dB未満
> 中等度難聴：平均聴力レベル　40 dB以上-70 dB未満
> 高 度 難 聴：平均聴力レベル　70 dB以上-90 dB未満
> 重 度 難 聴：平均聴力レベル　90 dB以上
>
> ＊平均聴力レベル算出には4周波数（500 Hz, 1,000 Hz, 2,000 Hz, 4,000 Hz）の聴力レベルの算術平均（500 Hz＋1,000 Hz＋2,000 Hz＋4,000 Hz）/4を用いることを推奨する。ただし，平均聴力レベルの算出において3分法（500 Hz＋1,000 Hz＋2,000 Hz）/3および4分法（500 Hz＋1,000 Hz×2＋2,000 Hz）/4を用いてもよい。いずれの場合でも，<u>使用した平均聴力算出法を付記</u>すること。
>
> 補足説明
> 軽度難聴：mild hearing loss (impairment)
> 　小さな声や騒音下での会話の聞き間違いや聞き取り困難を自覚する。会議などでの聞き取り改善目的では，補聴器の適応となることもある。
> 中等度難聴：moderate hearing loss (impairment)
> 　普通の大きさの声の会話の聞き間違いや聞き取り困難を自覚する。補聴器の良い適応となる。
> 高度難聴：severe hearing loss (impairment)
> 　非常に大きい声か補聴器を用いないと会話が聞こえない。しかし，聞こえても聞き取りには限界がある。
> 重度難聴：profound hearing loss (impairment)
> 　補聴器でも，聞き取れないことが多い。人工内耳の装用が考慮される。
>
> 　　　　　　　　　　　　　　　　　　　　　　　　（日本聴覚医学会難聴対策委員会 2014年7月）

（両耳70 dB以上，ないしは片耳50 dB以上および片耳90 dB以上），4級（両耳80 dB以上，ないしは語音明瞭度が50%未満），3級（両耳90 dB以上），2級（両耳100 dB以上）に分類される。基本的には6級と4級には高度難聴用補聴器が，また3級と2級には重度難聴用補聴器が交付される。

　このように，国際的に用いられる重症度分類における代表値の算出法と，本邦でよく用いられる重症度分類における代表値の算出法（とくに身体障害者の等級基準として用いられる重症度分類における代表値の算出法）が異なる状況であるため，重症度分類に関して報告等を行う場合には，<u>使用した平均聴力算出法を付記すること</u>が必須である。

6　遺伝形式，遺伝子による分類

　遺伝性難聴に関しては，常染色体上に存在する1対の遺伝子の両方に変異がある場合に発症する「常染色体劣性遺伝形式」（図3），常染色体上に存在する1対の遺伝子の一方に変異があれば発症する「常染色体優性遺伝形式」（図2），X染色体に存在する遺伝子変異によって発症する「伴性遺伝形式（X連鎖性形式）」，ミトコンドリアの遺伝子変異によって発症する「ミトコンドリア遺伝形式」（図5）と様々な遺伝形式が報告されている。

　遺伝性難聴の診療において家系内の罹患者情報を聴取することは，遺伝形式を推定し原因となる遺伝子を特定する上で重要である。「常染色体劣性遺伝形式」では両親に難聴がなく，罹患者の同胞に類似の聴力像を呈する難聴者がいるという場合が一般的だが，近年の少子化により，同胞に罹患者の認められない「孤発例」（図4）となっている場合がむしろ

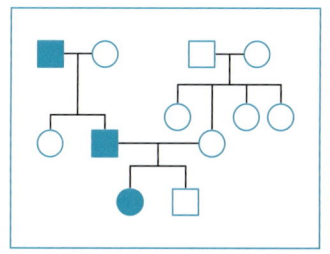

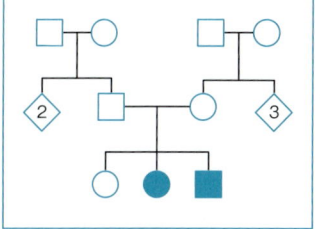

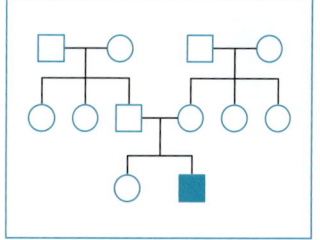

図2　常染色体優性遺伝形式　　図3　常染色体劣性遺伝形式　　図4　孤発例

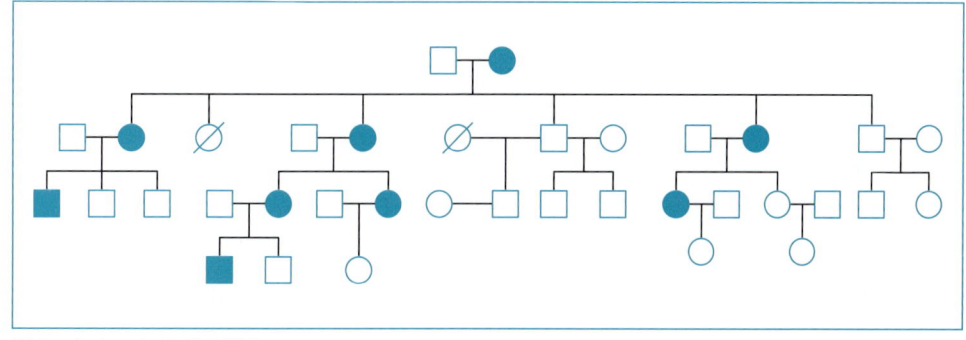

図5　ミトコンドリア遺伝

多い。一方，「常染色体優性遺伝形式」の場合には，両親のいずれかが罹患者と類似の聴力像を呈する難聴である場合が多い。優性遺伝形式をとる遺伝性難聴の場合，進行性の難聴を呈する場合が多く，若年者では難聴が発症していない，あるいは難聴を自覚していない場合もあるため，注意が必要である。また，ミトコンドリア遺伝子変異による難聴や，劣性遺伝形式を取る遺伝性難聴の患者と同じ遺伝子変異の保因者との婚姻による「シュード・ドミナント」家系が含まれる可能性もあるため，確定診断には遺伝学的検査が必要である。

表1，2に示すように現在までに80種類以上の原因遺伝子が報告されており，詳細に見ていくと原因遺伝子変異ごとに難聴の程度や聴力像，進行性，随伴症状などが異なることが，ある程度明らかになっている。本手引きでは各遺伝子の詳細はⅢ各論で述べるものとする。

5　診断・治療方針

　難聴は外耳，中耳，内耳，聴神経，聴覚中枢のいずれの障害でも起こり，さまざまな原因疾患からなる。とくに外耳，中耳に原因がある「伝音難聴」と，内耳，聴神経，聴覚中枢に原因がある「感音難聴」では治療的介入方法が大きく異なるため，区別して取り扱う必要がある。遺伝性難聴の診断のためには，問診による聴取，聴覚検査，画像検査，遺伝学的検査が必要である。

　問診としては，新生児聴覚スクリーニング検査受検の有無とその結果，周産期リスクの有無とその詳細（胎児仮死，出生児仮死，低出生体重，重症黄疸などの有無），家族歴（家系内罹患者）の有無，難聴以外の症状の有無について詳細に聴き取りを行うことが重要である。

　聴覚検査に関しては，標準純音聴力検査を行い，聴力像，気骨導差の有無に関して検討する。幼小児の場合には，純音聴力検査は困難であるため，聴性脳幹反応（auditory brainstem response：ABR），聴性定常反応（auditory steady-state response：ASSR），条件詮索反応（conditioned orientation reflex audiometry：COR），耳音響放射（otoacoustic emission：OAE）などの複数の聴覚検査を組み合わせて行う必要がある。

　画像検査に関しては，側頭骨高分解能CT，MRIにより内耳奇形の有無，蝸牛神経低形成の有無を評価する必要がある。遺伝性難聴の診断は，これら3つの検査に「遺伝学的検査」を組み合わせて行い，総合的に判断することが求められる。

　前項でも述べたように，症候群性難聴の場合には，難聴以外に随伴する臨床症状から疾患の確定診断を行うことは比較的容易であるが，非症候群性難聴の場合には難聴以外の症状を有していないため，その確定診断には遺伝学的検査が必要である。

　遺伝学的検査を行った後の治療法としては，聴覚の補償が基本となる。感音難聴患者に対する治療法としての第一選択は補聴器であり，補聴器の効果が不十分である場合には人工内耳の適応となる。また，近年，高音急墜型難聴に対する新しい治療法として残存聴力活用型人工内耳が臨床応用されており，難聴患者に対する治療法の選択肢が増えつつある。

　伝音難聴では，外耳道閉鎖症，耳小骨奇形，アブミ骨固着症等が伝音難聴の原因となり，聴力検査上では正常な骨導聴力にも関わらず気導聴力の低下を認める。このような場合には，鼓室形成術やアブミ骨手術の適応となる場合がある。また，伝音難聴に関しても植込型骨導補聴器や人工中耳などの新しい治療デバイスが臨床応用されてきており，その有用性が明らかとなってきている。

1　診察，聴覚検査，画像検査

1）問診

　遺伝性難聴は，難聴以外の明確な臨床症状を有する症候群性難聴と，難聴以外の臨床症状を有さない非症候群性難聴に大別される。

遺伝性難聴のうち30％は症候群性難聴であるため，難聴以外の症状に関して問診を行い，合併症状を見逃さないようにすることが重要である。一方，70％を占める非症候群性難聴の場合，100種類程度の遺伝子が関与するとされるが，難聴以外の症状を伴わないため臨床情報だけから原因遺伝子を特定するのは困難である。また，非症候群性難聴の場合，遺伝以外の原因の除外が必ずしも容易ではないため，周産期リスクの有無について問診するとともに家系内罹患者の問診が必須である。

【問診項目】
- 新生児聴覚スクリーニング検査受検の有無とその結果
- 周産期リスクの有無とその詳細（胎児仮死，出生児仮死，低出生体重，重症黄疸などの有無，先天性感染症の有無）
- 頭頸部奇形の有無
- 家族歴（家系内罹患者）の有無と遺伝形式・家系図
- 難聴以外の症状の有無
    夜盲，網膜色素変性症（Usher症候群）
    耳瘻孔，頸部瘻孔，腎形成不全（Branchio-Oto-Renal [BOR] 症候群）
    前庭水管拡大，甲状腺腫（Pendred症候群）
    四肢末節骨の癒合，半円柱状外鼻，遠視，アブミ骨固着（NOG-SSD）
    易骨折性，青色強膜（van der Hoeve 症候群）
    部分白子症，内眼角離解，鼻根部過形成（Waardenburg症候群）
    特徴的な顔貌（眼瞼の形成異常，頬骨部の陥凹，小顎症，口蓋裂），外耳奇形（Treacher Collins 症候群）
    水晶体異常，白内障，血尿（Alport症候群）
- 小児科受診の有無（その他の既往）
- 歩行開始時期，定頸の時期，運動，認知の発達の経過

問診のポイント
- 新生児聴覚スクリーニング検査受検の有無とその結果に関しては，難聴が進行性か否かを判断する重要な材料となる。また，auditory neuropathy spectrum disorder（ANSD）による難聴の場合には，OAEで実施している新生児聴覚スクリーニングをパスする場合があるため，新生児聴覚スクリーニング検査の種類（OAEか自動ABRか）に関しても問診を行う。
- 周産期リスク（胎児仮死，出生児仮死，低出生体重，重症黄疸など）を伴う児の場合には，経過とともに難聴が改善する場合もあるため，総合的な発達の評価とともに頻回の聴力検査を行うことが必要である。
- 家系内罹患者の有無は遺伝形式を推定する上で重要な情報である。しかし，劣性遺伝形式をとる遺伝性難聴の場合，近年の少子化に伴い同胞に罹患者が認められず，孤発例となっているケースが多い。難聴の原因の少なくとも50％は遺伝子変異が原因であるため，両側性の難聴を呈する場合には，家族歴の有無，周産期リスクの有無にかかわらず「遺伝子変異」が原因である可能性を考える必要がある。
- 症候群性難聴の場合は，難聴以外の症状が診断のポイントとなるため，随伴する症状を見逃さないように必要な診察（耳瘻孔・頸部瘻孔の有無，頭頸部奇形の有無など），検査（血液検査，尿検査など）を実施する。

- 歩行開始時期，定頸の時期，運動，認知の発達の経過より，平衡機能障害や広汎性発達障害などの合併について検討を行う。

2）診察，聴覚検査

> 【検査項目】
> ・鼓膜所見（鼓膜穿孔・中耳疾患の有無）
> ・標準純音聴力検査（重症度・聴力像・伝音難聴，混合難聴，感音難聴の鑑別）※
> ・補充現象検査（自記オージオメトリー，SISI，ABLB）
> ・耳音響放射（otoacoustic emission：OAE）
> ・ティンパノメトリー
> ※幼小児の場合には純音聴力検査が行えないため，聴性脳幹反応（auditory brainstem response：ABR），聴性定常反応（auditory steady-state response：ASSR），条件詮索反応（conditioned orientation reflex audiometry：COR）など複数の検査を組み合わせて行う。

検査のポイント

- 標準純音聴力検査を行い，難聴の程度（重症度），難聴の型（聴力像）を明らかにする。とくに伝音難聴，混合難聴，感音難聴の鑑別はその後の治療方針決定に必須である。また，非症候群性難聴では難聴の程度・聴力像（聴力型）は極めて重要な情報である。聴力の代表値である4周波数平均聴力において重症度分類を行うのが一般的であり，軽度難聴（40 dBまで），中等度難聴（40〜70 dB），高度難聴（70〜90 dB），重度難聴（90 dB〜）に分類する。また，原因遺伝子により特徴的な聴力像を呈する場合がある（例，高音障害型：*KCNQ4*，低音障害型：*WFS1*，皿型：*TECTA*，など）。
- 幼小児の場合にはABR，ASSR，CORなどの複数の検査を組み合わせ，難聴の程度や聴力像を確定する必要がある。
- OAEを実施しANSDとの鑑別を行う。
- 難聴の予後を予測することは困難であり，定期的に聴力検査を行い聴力の変化をフォローすることで予測するのが一般的であるが，遺伝子診断により原因が明らかになった場合には，あらかじめ予後の予測が可能となる。常染色体劣性遺伝形式を取る難聴の場合，先天性で高度難聴の場合が多いのに比し，常染色体優性遺伝形式を取る難聴の場合，遅発性（あるいは発見が遅れる）で進行性難聴を呈する場合が多い。

3）画像検査

画像検査（側頭骨高分解能CT，MRI）を行い，中耳・内耳奇形の有無，蝸牛神経低形成の有無に関して精査を行う。中耳・内耳奇形の有無は，その後の治療方針の決定に際し有用な情報となる。また，前庭水管拡大を伴う難聴の場合には，その主要な原因として*SLC26A4*遺伝子変異が知られているため，画像検査が有用である。

2 遺伝学的検査

「難聴の遺伝学的検査」の手法に関しては，直接シークエンス法，PCR-RFLP法，インベーダー法，TaqMan Genotyping法，マイクロアレイ法，ハイスループット・シークエンス法(次世代シークエンス法)などの様々な方法が用いられている。

本邦では，日本人難聴患者の原因として頻度の高い13遺伝子46変異をインベーダー法により網羅的にスクリーニングする手法が，2012年の診療報酬改定により「遺伝学的検査(先天性難聴)」として保険収載され，全国の大学病院などで日常の臨床検査ツールとして用いられている。また，2015年8月からは，検査法がハイスループット・シークエンス法との併用になり，解析対象が19遺伝子154変異に拡張され，変異検出率，確定診断率とも約10%向上した。

遺伝学的検査を行うことにより難聴の原因が特定されれば，①正確な診断，②予後の推測(難聴の進行，変動，随伴症状の予測)，③治療法の選択，④難聴の予防，⑤遺伝カウンセリングに有用な情報が得られるため，その後の医学的介入，フォローアップのために有益である。本手引きでは，検査の普及度を考慮し，インベーダー法およびハイスループット・シークエンス法に関しては詳細に説明を行い，その他の手法に関しては手法の概説に留めた。

1) インベーダー法

インベーダー法は，既知遺伝子変異の有無を調べる検査法として「国際HapMapプロジェクト」など様々なプロジェクトにおいて採用された，正確性の高い遺伝子検査手法である。等温での反応，蛍光を測定するだけで検査可能といった簡便な特性を持つため，臨床研究，遺伝子診断として多くの検査に利用されている。また，本邦において2012年の診療報酬改定により保険収載された「遺伝学的検査(先天性難聴)」もインベーダー法を利用して13遺伝子46変異を検出している。

原理(図6)としては，患者由来のDNA試料にフラップを持つアレル特異的プローブ(シグナルプローブ)とインベーダーオリゴの3者を混合し，60℃でハイブリッド形成を行う。その結果，患者由来のDNA試料と同じ遺伝子型を持つ場合に3者がハイブリッドを形成し部分三重鎖構造を作る。この部分三重鎖構造を認識して切断する酵素(クリベース)がアレル特異的プローブのフラップ部を切断する(第一段階反応)。

続いて，切断されたフラップがフレットプローブと遺伝子型に応じてハイブリッド形成し，再び部分三重鎖構造を形成する。フレットプローブの5'末端付近は，蛍光色素(FluoroseinあるいはRedmond Red)と蛍光抑制因子(クエンチャー)により標識されている。この状態では蛍光抑制因子が蛍光色素の近傍に存在するため，励起光を照射しても蛍光を発しない。部分三重鎖構造が形成された場合には，クリベースが第一段階反応と同様に認識し，フレットプローブの蛍光色素と蛍光抑制因子の間を切り離す。その結果，蛍光色素が遊離しアレル特異的な蛍光(赤色あるいは緑色)を発する。2種類の蛍光シグナルを測定し，その比を計算することで，簡便かつ正確性の高い遺伝子型の判定が可能な検査手

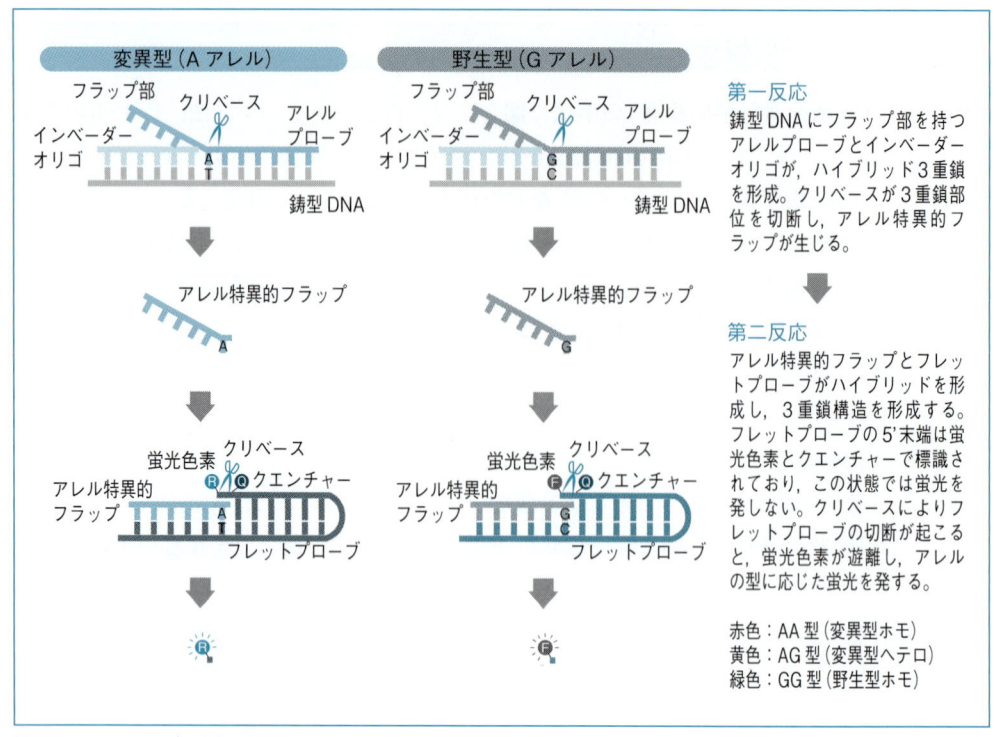

図6　インベーダー法の原理

法である。

　反応は上述のように2段階反応ではあるが，実際の反応は1本のチューブの中で同時に起こるため，簡便であり，また等温での反応であるためPCRのような装置を必要としない。また，アレルごとの蛍光の強度を測定することで，ミトコンドリア遺伝子のヘテロプラスミー変異であっても定量的に変異アレルを測定可能であり，2%程度のヘテロプラスミーであっても検出可能である。

　非常に優れた検査手法ではあるが，あらかじめ遺伝子変異部位に対応したオリゴヌクレオチドを設計する必要があるため，新規の遺伝子変異を検出することはできない。したがって，スクリーニング検査に適しているが，劣性遺伝形式をとる遺伝子変異のヘテロ接合体変異が検出されたような場合には，直接シークエンス法などの新規遺伝子変異を検出可能な方法を組み合わせて用いることが必要である。

2）直接シークエンス法

　直接シークエンス法は最も一般的な遺伝子解析手法であり，ヒトゲノム計画など多くの研究で用いられてきた手法である。1977年にFrederick Sangerが発表したジデオキシ法がベースとなっているため，「サンガー法」，「サンガーシークエンス」と呼ばれることも多い。現在用いられている直接シークエンス法の大部分は，PCR装置を用いて蛍光標識されたジデオキシヌクレオチド（ddNTP）による鎖伸張停止を行い，キャピラリー電気泳動により分離・解析する手法である。

新規遺伝子変異を検出可能な検査手法であり，広く用いられている非常に優れ信頼性の高い検査手法であるが，検査コストが高く，とくに，エクソン数の多い遺伝子などでは検査に非常に多くの時間と費用がかかる．また，変異の定量検出が難しく，ミトコンドリアのヘテロプラスミー変異の検出は困難である．

3) PCR-RFLP

PCR-RFLPは，特定の遺伝子変異を含む領域をPCR法により増幅し，その遺伝子変異部位を認識する制限酵素によりPCR産物を切断することによって生じる制限酵素断片長多型（restriction fragment length polymorphism：RFLP），すなわち，DNA断片の長さの差によって遺伝子変異を検出する手法である．

遺伝子変異の検出感度が高く，非常に割合の低いミトコンドリアのヘテロプラスミー変異なども検出可能である．一方，あらかじめ遺伝子変異部位に対応したオリゴヌクレオチド，酵素を選択する必要があるため，<u>新規の遺伝子変異を検出することはできない</u>．

4) TaqMan Genotyping法

TaqMan Genotyping法（図7）は，定量PCR解析でよく用いられるTaqMan法を遺伝子型解析に応用した手法であり，スループットのよい優れた変異検出法である．

TaqManプローブは，5′末端を蛍光物質（FAMあるいはVIC）で，3′末端を蛍光抑制因子（クエンチャー）で修飾したオリゴヌクレオチドであり，そのままの状態では，蛍光抑制因子が蛍光色素の近傍に存在するため，励起光を照射しても蛍光を発しない．PCR反応のDNA鎖伸長反応ステップのときに，Taq DNAポリメラーゼのもつ5′→3′エキソヌクレアーゼ活性により，鋳型DNAにハイブリダイズしたTaqManプローブが分解されると，蛍光色素がプローブから遊離し蛍光が発せられる．PCR反応終了後に，FAMとVICの2種類の蛍光シグナルを測定し，その比を計算することで，遺伝子型の判定が可能な検査手法である．

また，アレルごとの蛍光の強度を測定することで，ミトコンドリア遺伝子のヘテロプラスミー変異であっても，定量的に変異アレルを測定可能であり，5%程度のヘテロプラスミーであっても検出可能である．

インベーダー法と同様，あらかじめ遺伝子変異部位に対応したオリゴヌクレオチドを設計する必要があるため，<u>新規の遺伝子変異を検出することはできない</u>．

5) ハイスループット・シークエンス法（次世代シークエンス法）

ハイスループット・シークエンス法は，従来型のサンガー法による蛍光キャピラリーシークエンサーと比較して，シークエンス反応を超並列に行うことで膨大なデータを産出する手法として，現在最も注目されている遺伝子解析技術である．現在，多くの機種が販売されているが，その原理・性能とも様々である．本手引きでは，2015年8月から保険診療として実施されているハイスループット・シークエンス法（次世代シークエンス法）に関してのみ概説する．

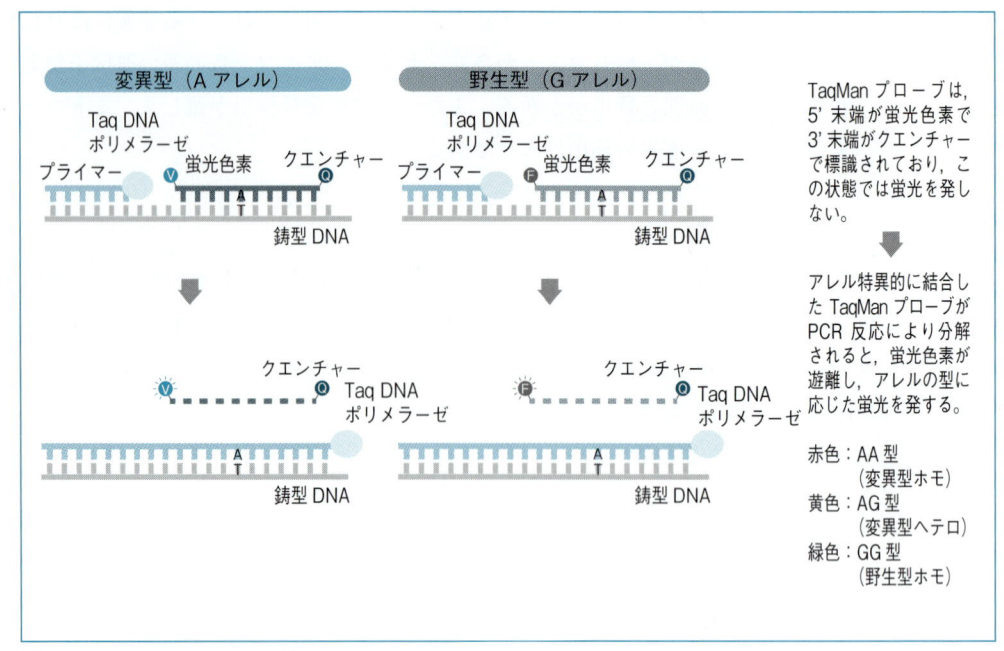

図7　TaqMan Genotyping法

(1) ライブラリ調整の方法

　ハイスループット・シークエンス法を用いて解析を行う場合，現在の機器の性能および費用対効果から考えて，ゲノム配列の全てを決定するよりも，候補遺伝子のみを解析するターゲット・リシークエンシング解析が効果的である。このように，ゲノムDNAの一部の領域のみをシークエンス解析するためには，ゲノム配列中の目的とする領域のみを濃縮（エンリッチメント）する必要がある。現在までに報告されている難聴の原因遺伝子の全エクソン領域の長さを合わせると，おおよそ0.5～0.6 Mbp（50～60万塩基）となる。この領域を濃縮する方法として，保険診療で実施されているハイスループット・シークエンス法では超マルチプレックスPCR法が用いられている。

　超マルチプレックスPCR法は，患者由来のDNA試料を鋳型に，目的領域を挟む形で設計されたプライマーを用いてDNAを増幅する通常のPCR法と同様の手法により，目的領域を増幅する。しかしながら，対象とする遺伝子の領域が広いため，1つのPCRチューブに2,100ペアのプライマーを入れてPCRを行い，2,100箇所を一度に増幅する点が異なっている。

(2) 超並列シークエンスの原理

　Thermo Fisher Scientific社のIon Torrent PGM Dxは，前述の方法で調整したDNAの両端にアダプターを結合させ1本鎖にし，アダプターと相補的な短いDNAが結合したキャプチャービーズ，増幅試薬とともにエマルジョン（オイルの中にある微小な水滴）中でPCR反応を行う。エマルジョンPCRにより，1分子のDNA由来のPCR産物が微小なエマルジョン溶液中で増幅される。PCR反応後に，ビーズひとつが収まる穴が1,200万個搭載された半導体センサーにローディングして，塩基配列の決定を行う。dNTPがDNA伸

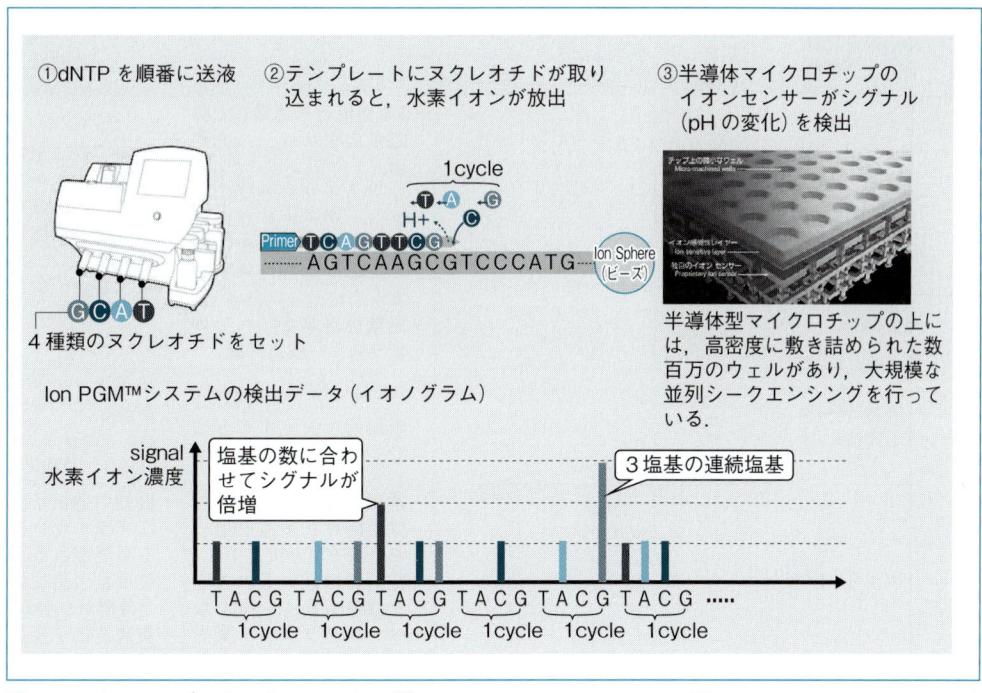

図8 ハイスループット・シークエンス法　　（©Thermo Fisher Scientific 2015）

長反応で取り込まれ，ホスホジエステル結合を形成する際に，ピロリン酸と水素イオン（H⁺）が遊離する。このH⁺をpHの変化として検出することにより，DNAの配列を解析する手法である。

(3) 特徴

ハイスループット・シークエンス法は非常に強力な遺伝子解析ツールであり，従来のサンガーシークエンスと比較して50万倍超もの塩基配列が短時間で解析可能であり，過去に報告のある全ての難聴遺伝子の，全てのエクソン領域の配列を同時に解析することが可能である。反面，膨大なデータが得られるため，その解析（とくに病原性の有無の判断）には専門的な知識が必要となる。また，①どのような手法を用いても塩基配列を決定できる領域は100％とはならない，②どのような装置を用いても得られるデータ量が膨大であるため，シークエンスエラーの可能性があり，常に見逃し・誤りの可能性があることも念頭において解析を行う必要がある。2015年8月から保険診療として実施されている検査法は，インベーダー法に加え上記のハイスループット・シークエンス法を利用して19遺伝子154変異の有無を網羅的に調べる検査である。

6）遺伝学的検査手法の留意点

遺伝学的検査には，ここで紹介した手法の他にもDNAマイクロアレイを用いた方法，HPLCを用いた方法，PCRルミネックス法など数多くの方法が用いられているが，それぞれの方法ごとに特色があるため，その特徴を理解して診断結果の解釈を行うことが必要である。本手引きで記載した方法の特色を**表8**にまとめた。

表8　各遺伝学的検査手法の特徴

方法	既知遺伝子変異	新規遺伝子変異	ヘテロプラスミー	特色	問題点
インベーダー法	○	×	○	・3重鎖構造を認識して切断するクリベースを利用。 ・シグナルプローブ，インベーダーオリゴの両方が結合した場合にのみ反応が進むため，精度が高い ・定量性が高く，ヘテロプラスミー検出可能	・既知の遺伝子変異ごとにプライマーを設計する必要があるため，検査項目の追加にコストがかかる。 ・新規遺伝子変異の検出はできない。
直接シークエンス法	○	○	×	・サンガー法によりDNAの配列を決定する方法で，最も普及している。	・検査にコストと時間がかかる。 ・ヘテロプラスミー率が低い場合には検出不可能。
PCR-RFLP法	○	×	○	・遺伝子変異部位の制限酵素断片長多型を用いて遺伝子型を決定する。 ・定量性は低いものの感度は最も高く，僅かなヘテロプラスミー変異も検出可能。	・既知の遺伝子変異ごとにプライマーを設計する必要があるため，検査項目の追加にコストと時間がかかる。 ・新規遺伝子変異の検出はできない。
TaqMan Genotyping法	○	×	○	・遺伝子型特異的プローブを用いて遺伝子型を決定。 ・定量性も高く，ヘテロプラスミー変異検出可能。	・既知の遺伝子変異ごとにプライマーを設計する必要があるため，検査項目の追加にコストがかかる。 ・新規遺伝子変異の検出はできない。
ハイスループット・シークエンス法(次世代シークエンス法)	○	○	○	・既知の難聴遺伝子を全て解析可能。 ・定量性も高く，ヘテロプラスミー変異も検出できる。	・結果が膨大であるため，解釈に専門的知識を有する。

7) 保因者診断に対する考え方

　遺伝学的検査（遺伝子検査）は，疾患の早期診断・早期治療あるいは予防などの医学的メリットがある場合に行われる。通常は罹患者の確定診断，あるいは将来発症する可能性がある場合に発症前診断として行われる。

　本人に遺伝学的検査の対象となる疾患が無く，また将来的にその疾患が発症する可能性はないものの，疾患に関連した遺伝子変異を有している人を保因者と呼ぶ。保因者かどうかを明らかにする保因者診断は，医学的メリットが明らかではないため一般には行われない。唯一行われることがあるのは，大変重篤な疾患（生まれてきても早期に死亡してしまうような病気，あるいは知的障害が重い病気など）の子が生まれた場合，次の妊娠の出生前診断（胎児診断）に備え，両親を対象として行われる保因者診断である。しかし，難聴は重度の疾患とは認識されていないので，保因者診断の対象にはならないと考えられている。

　ハンディキャップを負いながら生活している難聴者や，家族の苦労を身近に経験している難聴者の血縁者の不安は理解できるが，難聴に限らず，常染色体劣性遺伝病の保因者診

断を進めることは，社会全体が遺伝子による差別，ひいては遺伝子情報による生命の選別を容認する方向に向かう可能性があるので，慎重に対応する必要がある。

　本邦では，とかく遺伝に関する問題では誰かを悪者にし，その人を排除すれば逃れることができると考えられがちである。しかし，「人類，皆保因者」であり，人間誰もが数種類の劣性遺伝病の保因者であることは医学的事実である。遺伝に関する問題の解決は，遺伝子検査の結果に頼るのではなく，まず遺伝カウンセリングを通じて，遺伝現象について正しく理解するとともに，誤解や偏見を取り除くことが重要である。

3 補聴器

　難聴は，患者の社会・心理学的側面に影響を与えることによって，著しいQOLの低下を引き起こす。すなわち，難聴は日常生活上でのコミュニケーションを阻害して，社会的阻外感や家庭での孤独感を引き起こすだけで無く，就業上の不利益や経済的な不利益をももたらす。また小児例では，聴覚障害の存在が，言語発達や学習に広く影響を与える。

　補聴器は，福祉の観点からは補装具に分類される医療機器であり，「身体の欠損又は損なわれた身体機能を補完，代替するもの」とされる。すなわち，根本的な治療を提供する手段とはなり得ないが，音声によるコミュニケーションを補完し，患者のQOLを向上するために有効な治療手段の一つである。

1) 補聴器の適応と適合

　補聴器の適応は平均聴力レベルから判断されることが多く，良聴耳の平均聴力レベルが40dBを超えれば検討される[1]。ただし，実際には生活環境や，患者の語音明瞭度などを考慮して個別の状態に配慮しながら判断される。平均聴力レベルが90dB以上になると補聴器のみで音声による会話を行うことが困難となることが多く，手話や口話，筆談などを併用したり，人工内耳を検討したりする必要がある。また，とくに小児の場合には，両耳の補聴器装用が一般に推奨される。

　補聴器の処方は，①型（外観），②増幅方式，③最大出力制限，④雑音抑制，⑤指向性，⑥ハウリングコントロールなどの因子を勘案しながら行う。適切な補聴器適合を行った上で，①語音明瞭度，②補聴閾値，③雑音負荷時語音明瞭度，④質問紙等を用いて調整の結果を確認することが重要である（補聴器適合検査の指針2010参照）。

2) 成人・高齢者における補聴器装用

　常染色体優性遺伝性難聴，ミトコンドリア遺伝子変異による難聴などの場合には軽度～中等度難聴となるケースが多く，補聴器の適応となるケースが多い。成人における補聴器の健康関連QOLに与える影響に関するメタ解析では，個体内比較では小から中等度のインパクトが見られるとし，補聴器によって心理的，社会的，情緒的な利益があるとしており，QOL改善に補聴器が有効であることが報告されている[2]。進行性難聴のケースが多いため，定期的に補聴器のフィッティングを行うことが望ましい。

3）小児における補聴器装用

　小児例においても，常染色体劣性遺伝形式をとる遺伝性難聴の一部の変異（例えば*GJB2*遺伝子のp.V37I変異など），常染色体優性遺伝性難聴，ミトコンドリア遺伝子変異による難聴などの場合には軽〜中等度難聴となる場合が多い。Kiese-Himmelらは，1994年から補聴器装用を行ったコホート研究を行い，70dBまでの難聴がある11名のうち5名で，表出語彙が聴児のレベルに追いついていることを報告している[3]。同様のコホート研究において，難聴児全体では著しい言語発達の低下が見られることが報告されているが[4]，中等度までの難聴児では，言語発達の遅れを予防することを目的とした介入手段として，補聴器装用は有効であるといえる。

4　人工内耳

1）本邦における現行の人工内耳適応基準

　一般に，難聴に対する聴覚補償の基本は補聴器による入力音の増幅であり，補聴器の効果が不十分になれば人工内耳装用に移行する。2014年に改訂された日本耳鼻咽喉科学会の新しい小児人工内耳適応基準では，より早期からの人工内耳装用が可能となるとともに両耳装用に関しても明確に記載された。

　また，難聴の遺伝学的検査の保険収載に伴い，「既知の，高度難聴を来しうる難聴遺伝子変異を有しており，かつABR等の聴性誘発反応および聴性行動反応検査にて音に対する反応が認められない場合」という記載が加えられた。世界的に見ても，人工内耳適応基準に遺伝子診断が取り込まれた最初の例として，非常に画期的である。

2）遺伝性難聴における人工内耳適応の留意点

(1) 難聴の原因となる障害部位

　人工内耳は，蝸牛有毛細胞を経由せずに蝸牛神経（ラセン神経節）を直接電気刺激して音感を得るものであり，蝸牛神経の状態はその効果を大きく左右する[6]。遺伝子変異による難聴の中でも，ラセン神経節細胞や蝸牛神経を障害するものでは人工内耳装用効果が一般的な成績を下回る可能性がある。一方，病変が内耳の有毛細胞や支持細胞，血管条などに限局し，ラセン神経節細胞の障害を伴わない場合には人工内耳で高い効果が期待される。

　個々の変異について，障害部位，程度とその影響を確認することは患児家族へ適切な説明と同意に重要である。例えば，*OTOF*遺伝子変異の場合，オーディトリーニューロパチー様の臨床症状を呈するが，障害部位は内有毛細胞からの神経伝達物質放出が阻害されるためであることが報告されており，蝸牛神経の機能は維持されていることが示唆されている。また，人工内耳の装用効果は一般的な人工内耳装用成績と同等であることが報告されている。

(2) 難聴の発症時期と経時的推移

　聴力は生後も発達によって変化する可能性があり，例えば新生児期に高かった聴性脳幹反応閾値が，1歳を過ぎて正常範囲に入る例も稀ではない。この様に新生児，乳幼児の聴

【小児人工内耳適応基準】

本適応基準では，言語習得期前および言語習得期の聴覚障害児を対象とする。

Ⅰ．人工内耳適応条件

小児の人工内耳では，手術前から術後の療育に至るまで，家族および医療施設内外の専門職種との一貫した協力体制がとれていることを前提条件とする。

1. 医療機関における必要事項
   A) 乳幼児の聴覚障害について熟知し，その聴力検査，補聴器適合について熟練していること。
   B) 地域における療育の状況，とくにコミュニケーション指導法などについて把握していること。
   C) 言語発達全般および難聴との鑑別に必要な他疾患に関する知識を有していること。
2. 療育機関に関する必要事項
   聴覚を主体として療育を行う機関との連携が確保されていること。
3. 家族からの支援
   幼児期からの人工内耳の装用には長期にわたる支援が必要であり，継続的な家族の協力が見込まれること。
4. 適応に関する見解
   Ⅱに示す医学的条件を満たし，人工内耳実施の判断について当事者（家族および本人），医師，療育担当者の意見が一致していること。

Ⅱ．医学的条件

1. 手術年齢
   A) 適応年齢は原則1歳以上（体重8kg以上）とする。上記適応条件を満たした上で，症例によって適切な手術時期を決定する。
   B) 言語習得期以後の失聴例では，補聴器の効果が十分でない高度難聴であることが確認された後には，獲得した言語を保持し失わないために早期に人工内耳を検討することが望ましい。
2. 聴力，補聴効果と療育
   A) 各種の聴力検査の上，以下のいずれかに該当する場合。
      ⅰ．裸耳での聴力検査で平均聴力レベルが90dB以上。
      ⅱ．上記の条件が確認できない場合，6カ月以上の最適な補聴器装用を行った上で，装用下の平均聴力レベルが45dBよりも改善しない場合。
      ⅲ．上記の条件が確認できない場合，6カ月以上の最適な補聴器装用を行った上で，装用下の最高語音明瞭度が50％未満の場合。
   B) 音声を用いてさまざまな学習を行う小児に対する補聴の基本は両耳聴であり，両耳聴の実現のために人工内耳の両耳装用が有用な場合にはこれを否定しない。
3. 例外的適応条件
   A) 手術年齢
      ⅰ．髄膜炎後の蝸牛骨化の進行が想定される場合。
   B) 聴力，補聴効果と療育
      ⅰ．既知の，高度難聴を来しうる難聴遺伝子変異を有しており，かつABR等の聴性誘発反応および聴性行動反応検査にて音に対する反応が認められない場合。
      ⅱ．低音部に残聴があるが1kHz～2kHz以上が聴取不能であるように子音の構音獲得に困難が予想される場合。
4. 禁忌
   中耳炎などの感染症の活動期
5. 慎重な適応判断が必要なもの
   A) 画像診断で蝸牛に人工内耳が挿入できる部位が確認できない場合。
   B) 反復性の急性中耳炎が存在する場合。
   C) 制御困難な髄液の噴出が見込まれる場合など，高度な内耳奇形を伴う場合。
   D) 重複障害および中枢性聴覚障害では慎重な判断が求められ，人工内耳による聴覚補償が有効であるとする予測がなければならない。

（日本耳鼻咽喉科学会：http://www.jibika.or.jp/members/iinkaikara/artificial_inner_ear.html 2014年）

力は変動する可能性があり，人工内耳適応判断における不確定要素となる。難聴の原因遺伝子変異が明らかになると，それに対応する一般的な聴力とその後の推移についての情報が得られるので，より正確に適応の判断ができる。また，進行性を呈する遺伝難聴の場合

> 【成人人工内耳適応基準】
> 1. 年齢
>   18歳以上とする。
> 2. 聴力および補聴器の装用効果
>   純音聴力は原則として両側とも90デシベル以上の高度難聴者で，かつ補聴器の装用効果の少ないもの。補聴器の装用効果の判定にあたっては，通常の人工内耳装用者の語音弁別成績を参考にして慎重に判定することが望ましい（具体的には子音弁別テスト，57語表の単音節検査，単語や文章復唱テストなどの成績を参考にする）。
> 3. 禁忌
>   画像（CT・MRI）で蝸牛に人工内耳が挿入できるスペースが確認できない場合。ただし奇形や骨化は必ずしも禁忌とはならない。そのほか，活動性の中耳炎，重度の精神障害，聴覚中枢の障害，その他重篤な合併症など。
> 4. 本人の意欲と周囲の支援態勢
>   本人および家族の意欲と理解が必要。
> 付記
> 1. プロモントリー・テストの成績は参考資料にとどめる。
> 2. 先天聾の成人例は，言語理解の面での効果が乏しく，非使用者となる可能性があることを十分理解させておく必要がある。また，本人の人工内耳装用に対する十分な意欲があることが必要。

（日本耳鼻咽喉科学会 1998年）

には言語習得後に発症し（あるいは生下時から存在した難聴が進行して明らかになり），その後徐々に進行するなどの予後の予測も可能となる。各変異の自然経過に関する報告から，難聴の平均的進行速度が分かるので，現在の聴力から将来の人工内耳の必要性や，その時期の概略を予測するのに役立つ。

(3) 併存する障害

人工内耳の効果は併存する障害によっても左右され，精神発達遅滞や広汎性発達障害などの影響は大きい。また，遺伝性難聴のうち，例えば*WFS1*遺伝子変異によるWolfram症候群は糖尿病，視神経萎縮，難聴，内分泌異常，進行性の神経障害など極めて多彩な症状を合併し，精神発達遅滞も伴う場合もある[8]。しかし，難聴は中等度のものが多く，人工内耳を要する程の重度難聴例の報告は，渉猟した範囲で見られていない。一方，Waardenburg症候群は，*PAX3*，*MITF*，*SNAI2*，*EDNRB*，*EDN3*，*SOX10*などの異なる遺伝子変異に由来する。様々な程度の感音難聴，前髪の白髪，虹彩異色症，眼角離開をはじめ特徴的で多彩な症状を伴うが，精神発達遅滞はない。高度難聴例では人工内耳手術の結果が報告されており，非症候群性難聴例の結果と比較すると，聴覚認知面の評価では有意差がないが言語発音の明瞭度においてWaardenburg例が劣るとの報告がある[9]。

一方，Usher症候群タイプ1のように，先天性の高度難聴に加えて遅発性の網膜色素変性症を呈することが考えられる原因遺伝子変異が同定された場合には，将来的な視覚障害に備え，早期から両側人工内耳を行い，聴覚を十分活用することが強く推奨される[10]。

5 手術（アブミ骨手術，耳瘻孔摘出術）

1) アブミ骨手術

先天性アブミ骨固着症は，外耳〜鼓膜が正常な例から，耳介・外耳道・顎・顔面奇形な

どの外表奇形を伴う例まで，多彩な臨床所見を呈する。このうち外耳道〜鼓膜が正常形態を有する伝音・混合性難聴例では，純粋に聴力改善が治療の目的となる。以前は学校検診で学童期になって発見されることが多かったが，近年では新生児聴覚スクリーニングの普及により，早期発見される例も増加しつつある。また，乳幼児期の滲出性中耳炎治療の過程で，中耳炎経過後も伝音難聴が持続することから，本症の診断に至る例も稀ではない。アブミ骨固着に鼓室内貯留液が加わることで難聴がより高度となり，言語発達に深刻な影響を及ぼす場合があるので注意が必要である。単純なアブミ骨固着症であれば聴力の改善度は著しく，正常の術後聴力を獲得できる可能性が高い。また，補聴器装用中の混合難聴例でも，アブミ骨手術による気骨導差の縮小が装用効果改善に果たす役割は大きい。アブミ骨手術が耳硬化症の手術治療として本邦でも定着した技術となった現在，同じ技術で対応できる先天性アブミ骨固着症への積極的な外科的聴覚管理が期待される。

(1) アブミ骨固着症の診断

純音聴力検査，音叉検査で気骨導差の存在が確認されたら，聴力像，ティンパノグラム，アブミ骨筋反射から，離断型か固着型かのおおよその判断をしておく。

形態的診断としてはCTが不可欠である。高速らせんCTによりアブミ骨形態の評価が可能となったが，固着の診断は困難であり，最終的には鼓室開放時に確認する。むしろCTの価値は，中耳含気腔の発育程度や形態，顔面神経の走行，内耳奇形の術前評価にある。

耳管，鼓室の著しい形態異常や蝸牛窓閉鎖がある場合には，鼓室内の解剖学的指標がないため伝音再建が困難なことが予想される。小児例で広範な軟部陰影を認める場合は，貯留液，粘膜肥厚，間葉組織の遺残等が示唆されるため，1〜数年後に含気化を確認した上で手術を行うべきである。ただ，耳小骨周囲の限局性軟部陰影は先天性真珠腫の合併を念頭に置いて，真珠腫摘出の点から手術適応が考慮される。また，内耳奇形を伴う例に対するアブミ骨手術は，手術による骨導低下やgusher（髄液の噴出）の危険性を踏まえた慎重な判断が要求される。とくに内耳道底の欠損は，アブミ骨底開窓時のgusher危険因子として見逃してはならない所見である。

(2) アブミ骨手術の分類

①アブミ骨開窓術

アブミ骨固着に対する基本的な術式で，固着した底板の中央に開けた小孔にアブミ骨プロテーゼを挿入する術式である。キヌタ骨長脚が利用できればテフロンピストンを使用するが，長脚欠損が高度であったり，固着のためキヌタ骨を摘出する必要がある例ではツチ骨装着用のテフロンワイヤーピストンを用いる。底板が厚い奇形アブミ骨の開窓にはマイクロドリルの使用が便利で，ピストンの径より0.1〜0.2mm大きなダイアモンドバーを用いるとよい。アブミ骨上部構造がある場合には骨折させて摘出するが，底板開窓を先行させることができればfloating footplateが予防できる。脚が太い場合には，ディスクバーやKTPレーザーを用いて脚に切断面をつけることで，意図しないアブミ骨摘出が避けられる。

②アブミ骨摘出術

奇形アブミ骨の固着の場合は，底板開窓が困難な例が少なくない。閉鎖孔の形成不全，ピストン運動のみが制限された不完全固着，露出した顔面神経が前庭窓にかぶさる例など

である。アブミ骨全体が一塊としてはずれる場合と，いったん脚で骨折させた後に底板を部分的に摘出する場合がある。前庭窓を結合織片で覆えば，T型人工耳小骨で鼓膜と直接連結させることもできる。

③アブミ骨可動術

　固着が軽い例では，上部構造の操作中に可動性が獲得される場合がある。年少児や内耳奇形を伴う例ではそれ以上の侵襲を避け，可動術に留める場合がある。しかし，本術式で長期的な聴力改善が得られるか，十分な検討はなされていない。

④前庭窓開窓術

　アブミ骨底板がなく岬角と一続きの骨壁となっている場合には，前庭開窓が必要である。キヌタ骨や顔面神経の位置異常が軽ければ開窓部の同定は容易であるが，信頼できる指標が蝸牛窓のみの例もある。骨壁の厚さは症例による差が大きいが，アブミ骨底板のある例より厚い場合が多い。したがって，開窓部の軸を装着するピストンの方向に合わせるのが聴力改善のポイントとなる。高度の顔面神経走行異常を伴う例では，開窓部の位置や大きさが制限されるので，プロテーゼの工夫を要する

(3) アブミ骨手術の適応年齢

　気骨導差の改善が手術の目的である以上，純音聴力検査の信頼性が得られない状態では手術適応の決定は難しい。両側性か片側性か，骨導レベル，中耳腔の発育程度，急性中耳炎罹患の頻度，重複障害の有無などを総合して決定する。両側性の場合は言語発達に影響が大きいので，乳幼児期から補聴器装用を含めた聴覚管理の必要性がある。その過程で患児や家族との信頼関係が得られれば低年齢でも手術に踏み切る場合もあるが，5歳未満の手術は鼓室試開に留める頻度が高くなる。離断型奇形であれば聴力改善が可能だが，固着が疑われる場合には，少なくとも就学以降まで待つ方がよいと考える。とくにアブミ骨手術においては，術後の安静がとれる程度の患児の聞き分けが必要である。

2) 耳瘻孔摘出術

　先天性耳瘻孔は耳介周囲に生じる先天性の瘻孔で，発生頻度の最も高い（日本では0.6〜2.8％）先天異常の一つである。最近になって染色体8q11.1-q13.3を先天性耳瘻孔の遺伝子座とする報告がなされ，耳瘻孔と頸部瘻孔，難聴，腎奇形を示すBranchio-Oto-Renal syndrome（BOR症候群）や，腎奇形を伴わないBranchio-Otic syndrome（BO症候群）の原因遺伝子として*EYA1*遺伝子が同定されている。感染の既往がない無症候性の瘻孔が多いが，以下の場合には根治的治療として瘻孔摘出術が必要となる。耳鼻咽喉科領域のなかでも，日帰り手術や短期滞在手術として行われることが多い手術の一つである。

(1) 手術適応

　感染を繰り返す場合や，瘻孔から出る分泌物の臭いや，審美性の問題があれば摘出術の適応となる。化膿性炎症が高度となり，急性炎症が周囲に及んでいる場合は，抗菌薬投与と経瘻孔的な排膿処置などの保存的治療を先行させるが，耳前部の膿瘍形成が拡大する場合は，膿瘍切開が避けられない例もある。炎症が慢性化し皮膚の菲薄化，潰瘍形成，病的肉芽形成を認める例では完全な消炎は望めないことが多く，この場合は，瘻孔切除に伴っ

て病的な皮膚をかなりの範囲で切除せざるを得ない例もある。

(2) 手術手技

　瘻管周囲に紡錘状の皮切を加える。瘻孔周囲に病的肉芽を伴う例では，これも含めた形で大きめの紡錘状切開となる。耳前部の皮膚を大きく切除しなくてはならない例では，局所皮弁のデザインが必要である。瘻孔開口部を軽く把持して瘻管末梢に向かって剥離を進めるが，周囲組織との癒着が強い場合には耳介軟骨も含めて切除する。剥離の過程で嚢胞壁を破らないことが肝要である。瘻孔や嚢胞上皮の完全摘出を全うするために，瘻管ゾンデの使用やピオクタニン，メチレンブルーなどの瘻管内色素注入など，術者の嗜好により種々の工夫がなされているのが現状である。

6　残存聴力活用型人工内耳

1）残存聴力活用型人工内耳について

　遺伝性難聴の中には，高音障害漸傾型あるいは高音障害急墜型などの聴力像を呈する原因遺伝子変異（*ACTG1*，*TMPRSS3*，*KCNQ4*，*CDH23*，ミトコンドリア遺伝子1555A＞G変異など）があることが知られている。個々の難聴病態については各遺伝子の項目で詳述するが，高音障害漸傾型あるいは高音障害急墜型の聴力像を呈する難聴患者の場合，従来型の補聴器では十分な補聴をすることは難しく，コミュニケーションに必要な聴力閾値までの補聴は困難な場合も多い。

　近年，ヨーロッパを中心に，低音部は音響刺激，高音部は電気刺激により聴神経を刺激する「残存聴力活用型人工内耳」が登場し治験が進められ，その結果有用性が認められヨーロッパでは臨床応用が認められている。

　残存聴力活用型人工内耳に用いるインプラントは，人工内耳電極を蝸牛内に挿入する際に，低音部の残存聴力の障害を軽減することを目的に，電極の先端形状をより細く柔軟性に富んだ形状に変更しており，従来の人工内耳を挿入する場合と比較して低音部の残存聴力の保持（電極挿入に伴う蝸牛内の障害の軽減）に非常に優れており[14, 15]，高音急墜あるいは漸傾型の聴力を示す難聴患者に対して，残存聴力を保持しながら人工内耳手術を可能にする先進的な医療機器である。また，スピーチプロセッサーは，最先端のマイクロコンピュータを組み込んであり，ひとつのマイクで拾った信号を周波数帯域に応じて音響刺激回路と電気刺激回路にそれぞれ分離し，低音部は音響刺激，高音部はインプラントを介して電気的に聴覚刺激を行う先進機器である。

　手術手技に関しては，低音部の残存聴力を維持するため，round windowアプローチという手術手技を用いる[14, 16]。round windowアプローチは，蝸牛の回転軸に沿った方向から電極を挿入することで，挿入電極による蝸牛の内部構造の障害を軽減する手術法であり，従来の人工内耳挿入術と比較して，低音部の残存聴力の維持に優れている。また，手術の安全性に関しては，電極挿入以外の部分は通常の人工内耳手術とほぼ同様の手法を用いるため，有害事象が起こる確率は極めて低いと考えられる。このように，残存聴力活用型人工内耳の挿入により，低音部に残存聴力を有するため，通常の人工内耳の適応（全周

波数にわたり高度難聴)には該当しないが，補聴器での聞き取りは困難であり，従来治療法の無かった高音急墜あるいは漸傾型の聴力像を示す難聴患者に対して，聴取能の改善をもたらすことが可能であり，QOLの大幅な向上に寄与することが可能であることが期待される．実際，高音急墜あるいは漸傾型聴力像を示す難聴患者を対象にヨーロッパを中心に行われた臨床研究では[16-18]，単音節の聴取能が大幅に改善しており（正答率平均が50％以上改善)，その有効性が確かめられている．

本邦では平成22年度より「残存聴力活用型人工内耳挿入術」が高度医療(第3項先進医療)の承認を受けて，信州大学，虎の門病院，神戸市立医療センター中央市民病院，長崎大学，宮崎大学の5施設で実施された．また高度医療での有効性・安全性が参考資料として活用され[21-24]，平成25年9月に薬事承認が得られている．また，平成26年7月には保険償還され臨床での実施が可能となった．

2) 本邦における残存聴力活用型人工内耳の適応基準

難聴の聴覚補償の基本は補聴器による入力音の増幅であり，補聴器の効果が不十分の場合に人工内耳装用に移行する．前項のように高音障害漸傾型あるいは高音障害急墜型の聴力像を呈する難聴患者の場合，低音部の残存聴力があるために，従来型の補聴器では十分な補聴をすることはできないケースが多い．本邦では，平成26年3月に日本耳鼻咽喉科学会により，残存聴力活用型人工内耳(EAS)のガイドラインが策定された．ここではその適応基準・除外基準を示す(p59)．

3) 難聴の発症時期と経時的推移

残存聴力活用型人工内耳挿入術では，低音部は音響刺激，高音部は人工内耳による電気刺激を併用するため，難聴の進行により低音部の残存聴力が失われるような場合には，音響刺激部分の使用が困難となる可能性がある．

しかしながら，難聴の進行を予測するためには長期間のフォローアップが必要であり，実際の臨床の現場で将来的な難聴の進行を予測することは非常に困難である．ただし，難聴の原因遺伝子変異が明らかになることにより，聴力像とその重症度の予測とともに，進行の程度についての情報が得られるので，より適切な介入を行う際の重要な情報となることが期待される．

例えば，KCNQ4遺伝子の変異として日本人難聴患者より同定されたc.211delC変異では，高音急墜型の聴力像を呈するが，低音部の残存聴力に関しては長期間にわたって保持され，ほとんど進行しないことが明らかとなってきており[25]，補聴器での聴取が不十分な場合には，残存聴力活用型人工内耳の適応として非常に有望であることが示唆される．一方，COCH遺伝子の変異による難聴では高音漸傾型の難聴を呈し，難聴の進行により徐々に低音部の残存聴力も失われることが知られていることより，将来の進行に備えて蝸牛全長をカバー可能な人工内耳を用いるといった，遺伝子情報に応じたオーダーメイド医療の開発が期待されている．

【残存聴力活用型人工内耳EAS（electric acoustic stimulation）ガイドライン】

下記の4条件全てを満たす感音難聴患者を適応とする。
1）-1．純音による左右気導聴力閾値が下記のすべてを満たす（下段の図1）。
　　125Hz，250Hz，500Hzの聴力閾値が65dB以下
　　2,000Hzの聴力閾値が80dB以上
　　4,000Hz，8,000Hzの聴力閾値が85dB以上
　　※ただし，上記に示す周波数のうち，1カ所で10dB以内の範囲で外れる場合も対象とする。
1）-2．聴力検査，語音聴力検査で判定できない場合は，聴性行動反応や聴性定常反応検査（ASSR）等の2種類以上の検査において，1）-1に相当する低音域の残存聴力を有することが確認できた場合に限る。
2）補聴器装用下において静寂下での語音弁別能が65dB SPLで60%未満である。
　　※ただし，評価は補聴器の十分なフィッティング後に行う。
3）適応年齢は通常の小児人工内耳適応基準と同じ生後12か月以上とする。
4）手術により残存聴力が悪化する（EASでの補聴器装用が困難になる）可能性を十分理解し受容している。

禁忌・慎重な適応判断が必要なもの
一般社団法人 日本耳鼻咽喉科学会が定めた人工内耳適応基準および小児人工内耳適応基準2014の「禁忌」「慎重な適応診断」に準ずる。さらに，禁忌事項に急速に進行する難聴を加える。
具体的には
禁忌
1）中耳炎などの感染症の活動期（小児人工内耳適応基準2014と同じ）
2）急速に進行する難聴

慎重な適応判断が必要なもの
1）画像診断で蝸牛に人工内耳を挿入できる部位が確認できない場合（小児人工内耳適応基準2014と同じ）。
2）反復性の急性中耳炎が存在する場合（小児人工内耳適応基準2014と同じ）。
3）制御困難な髄液の噴出が見込まれる場合など高度な内耳奇形を伴う場合（小児人工内耳適応基準2014と同じ）。
4）重複障害および中枢性聴覚障害では慎重な判断が求められ，人工内耳による聴覚補償が有効であるとする予測がなければならない（小児人工内耳適応基準2014と同じ）。

実施施設基準
一般社団法人 日本耳鼻咽喉科学会が定めた人工内耳および小児人工内耳適応基準2014に同じである。

実施医基準
人工内耳埋め込み術を10例以上執刀した経験があり，講習会を受講した医師であること。
・実施した場合は「Cochlear Implant（EAS）報告書」を手術実施後3か月以内に日本耳鼻咽喉科学会に提出すること。

（日本耳鼻咽喉科学会 http://www.jibika.or.jp/members/jynews/info_naiji.pdf 2014年）

7　植込型骨導補聴器

1）植込型骨導補聴器について

　中耳疾患に対する鼓室形成術の進歩により，中耳聴覚機能の外科的治療は多くの患者に福音をもたらしているが，一部には様々な原因によって治療効果や術後の補聴効果が十分に得られない患者も存在している。また，症候群性の難聴を伴う疾患には中耳・内耳奇形を伴う伝音・混合性難聴を呈するものがあり，従来の手術療法や気導補聴器の装用では効果が不十分なケースも少なくない。これまでこのような症例に対しては，良好な骨導聴力を生かした接触式骨導補聴器装用を行ってきたが，メガネ式，カチューシャ式，ヘアバン

ド式など，限られた形状による審美性の問題，側頭部皮膚圧迫による接触痛や高周波数帯域の音質低下などの問題などがあった。

植込型骨導補聴器は，手術により耳介後部にチタンインプラントを固定し，外部に骨導補聴器を装着する新しい骨導補聴器である。海外では外耳道閉鎖症，外耳・中耳疾患などの伝音・混合性難聴および片側聾に対して有効性が認められ，既に約100,000人に手術が施行されている。国内では2001年に最初の手術が施行され，2006年12月〜2009年3月の臨床試験を経て2011年3月に薬事法の承認を得ている（ただし現時点で片側聾は適応外）。

植込型骨導補聴器は装用継続率が高いが，その主な理由は良好な音質と快適な装用感にある。適応・性能を十分に理解し，適切な患者選択および手術がなされれば，優れた治療オプションの一つとなると考えられる。世界では装用者が増加しており，健康保険の適用となったことにより，日本でも装用者の増加が予想される。

また，手術は比較的容易であり，海外では外来手術によって行われている症例も多い。臨床試験では，FAST surgeryと呼ばれる専用デルマトームを用いた皮弁作製による埋め込み法によって行われたが，近年は皮弁を作製しないLinear incision法も行われるようになり，皮弁のトラブルが減少してきた。一方で，インプラントが貫通して脳膿瘍を形成するなどの合併症も報告されている。また，術後の眼鏡や帽子，ヘルメット等の装用困難を防ぐためにも，CTによる術前の詳細な埋め込み部位検討が必要である。

2）本邦における植込型骨導補聴器の適応基準

前述したように，臨床試験を経て適応疾患は以下のようになっている。

【使用目的，効能又は効果】

本品は，振動を骨に直接伝える骨固定型の骨導補聴器であり，環境音，語音の聴き取り能力の改善のため，既存治療では改善が見込めない両側の聴覚障害症例であり，少なくとも一側の骨導閾値が正常ないしは軽度障害である症例（外耳道閉鎖症および外耳・中耳疾患）に対して使用する。

【選択基準注釈】
1. 適応対象年齢は原則18歳以上，ただし，両側性外耳道閉鎖症のみ本人のアセント（本品の必要性およびリスク，並びにメンテナンスの重要性を理解し同意）および保護者の同意が得られたおおむね15歳以上の患者については，その臨床的必要性を考慮して使用を決定する。
2. 少なくとも一側の平均の骨導聴力レベルが45dBHL（0.5, 1, 2, 4kHz）以内の症例。
3. 聴力改善を目的に施行される治療法として，鼓室形成術，気導補聴器，従来の骨導補聴器などについて説明し，本人が選択すべき治療法を十分に判断する時間的余裕をおいた上で最終的な決定を行う。
4. 気導補聴器が治療の選択肢となり，その使用経験がない場合は，まずその装用を薦めフィッティングなど可能な限りの援助を行う。
5. 本骨固定型補聴器使用には手術が必要であることから，本人に対して手術の危険性，合併症，後遺症の可能性を十分に説明し，了解の上で慎重に適応を決定する。
6. 本人に対してメンテナンスの重要性（植込型骨導補聴器の接合子と皮膚の接触面の衛生状態を良好な状態に維持しなければならないこと）を十分に説明し，本人が了解し，実行できることを確認の上で最終的な決定を行う。

8 人工中耳

1) 人工中耳について

　人工臓器の研究開発は1940年代から始まり，様々な人工臓器が開発されてきたが，最も実用化されたものが人工聴覚器である。手術により補聴機器の一部もしくはすべてを体内に埋め込み，補聴効果を得るものである。中～高度感音難聴や伝音・混合性難聴に用いられる人工中耳（vibrant sound bridge：VSB）も人工聴覚器に含まれる[31]。とくに人工中耳は，1983年世界に先駆けて日本で開発されている[32]。本邦ではこの10年間に植込型骨導補聴器や人工中耳の臨床試験が次々に実施され，急速に発展している。

　人工中耳は，耳小骨連鎖を介して蝸牛に機械的振動エネルギーを伝達することで聞き取る埋め込み型の補聴機器である。体内部に埋め込むためハウリングが少なく長時間の装用も可能である。補聴器に比べて周波数歪みが少なく過渡応答特性に優れている[33]。

　当初，既存の気導補聴器では十分な補聴効果が得られない，または気導補聴器装用が困難である感音難聴が適応であった[33]。また，手術手技に関しては，振動子（floating mass transducer：FMT）を耳小骨（きぬた骨）に装着する方法で行われていた。しかし，その後Collettiらが振動子であるFMTを正円窓膜上に留置し，蝸牛を直接振動刺激する方法（正円窓刺激法）で良好な補聴効果が得られることを報告し[34]，2007年よりヨーロッパにおいて伝音・混合性難聴に対しても適応が拡大された。本邦では伝音・混合性難聴に対する正円窓刺激法による臨床試験が実施され，2013年に終了し2015年に薬事承認されている。

2) 本邦における人工中耳の適応基準

　本邦で行われた臨床試験の際の適応疾患は，以下のようになっている。

【選択基準】

　一般事項：同意取得時に18歳以上であること。本人からの同意が得られていること。日本語が母語であること。動機及び期待レベルが適切であること。以下の①または②を満たすこと；①気導補聴器および骨導補聴器が装用できない明らかな理由があること。②最善の気導補聴器または骨導補聴器を選択，調整し，補聴器適合検査の指針（2010）に準じて，評価するも適合不十分であること。
　聴覚学的事項：埋め込み側耳が伝音難聴または混合性難聴であること。埋め込み側耳において純音骨導閾値レベルが下表の範囲内であること。

伝音難聴または混合性難聴の純音骨導閾値の上限および下限

周波数	500	1,000	2,000	4,000
下限（dBHL）	0	0	0	0
上限（dBHL）	45	50	65	65

適応症例：①または②の項目に該当すること。
①伝音難聴または混合性難聴を伴う中耳疾患（中耳奇形を含む）がある患者の場合，鼓室形成術あるいはアブミ骨手術等の治療を施行するも聴力改善が不十分な症例。
　注釈：活動性炎症，鼓膜穿孔はなく，伝音連鎖の固着・離断，あるいは鼓膜癒着症などが改善できないこと。

②伝音難聴または混合性難聴を伴う外耳奇形（外耳道閉鎖症等）がある患者の場合，従来の骨導補聴器の装用あるいは補聴効果が不十分で満足が得られていない症例。
(除外基準)
埋め込み側耳が感音難聴のみの難聴である患者。後迷路性または中枢性聴覚障害である患者。埋め込み側耳が治療抵抗性中耳炎の活動期である患者。埋め込み側耳に鼓膜穿孔がある患者。埋め込み側耳に進行性純音骨導閾値上昇が見られる患者。頭部の慢性疼痛がある患者。埋め込み側耳に顔面神経走行異常又は高位頸静脈球症がある患者。発育遅延又は器質性脳機能不全がある患者。埋め込み手術時に妊娠または妊娠している可能性がある患者。

参考文献

1) 小寺一興．補聴器フィッティングの考え方（改訂第3版）2-3　A-1補聴器の適応．診断と治療社，東京，2010．

2) Chisolm TH, Johnson CE, Danhauer JL, et al. A systematic review of health-related quality of life and hearing aids：final report of the American Academy of Audiology Task Force On the Health-Related Quality of Life Benefits of Amplification in Adults. J Am Acad Audiol 2007；18：151-83.

3) Kiese-Himmel C, Reeh M. Assessment of expressive vocabulary outcomes in hearing-impaired children with hearing aids：do bilaterally hearing-impaired children catch up？　J Laryngol Otol 2006；120：619-26.

4) Wake M, Hughes EK, Poulakis Z, et al. Outcomes of children with mild-profound congenital hearing loss at 7 to 8 years：a population study. Ear Hear. 2004；25：1-8.

5) Smith RJH, Shearer AE, Hildebrand MS, et al. Deafness and hereditary hearing loss overview. In：Pagon RA, Adam MP, Ardinger HH, et al, editors. GeneReviews [Internet]. Seattle (WA)：University of Washington, Seattle；1993-2015, Initial Posting 1999 Feb 14 [Last Revision 2014 Jan 9]

6) Buchman CA, Teagle HF, Roush PA, et al. Cochlear implantation in children with labyrinthine anomalies and cochlear nerve deficiency：implications for auditory brainstem implantation. Laryngoscope 2011；121：1979-88.

7) Tranebjaerg L, Barrett T, Rendtorff ND：*WFS1*-Related Disorders. In：Pagon RA, Adam MP, Ardinger HH, editors. GeneReviews [Internet]. Seattle (WA)：University of Washington, Seattle；1993-2015, Initial Posting 2009 Feb 24 [Last Update 2013 Dec 19].

8) Amirsalari S, Ajallouyean M, Saburi A, et al. Cochlear implantation outcomes in children with Waardenburg syndrome. Eur Arch Otorhinolaryngol 2012；269：2179-83.

9) Yoshimura H, Iwasaki S, Kanda Y, et al. An Usher syndrome type 1 patient diagnosed before the appearance of visual symptoms by *MYO7A* mutation analysis. Int J Pediatr Otorhinolaryngol 2013；77：298-302.

10) Damen GW, Pennings RJ, Snik AF, et al. Quality of life and cochlear implantation in Usher syndrome type I. Laryngoscope 2006；116：723-8.

11) Massey BL, Hillman TA, Shelton C. Stapedectomy in congenital stapes fixation：are hearing outcomes poorer？ Otolaryngol Head Neck Surg 2006；134：816-8.

12) 東野哲也，中島崇博，河野浩万，他．遠視と指骨異常を伴う遺伝性伝音難聴．Audiology Japan 2002；45：131-6．．

13) Zou F, Peng Y, Wang X, et al. A locus for congenital preauricular fistula maps to chromosome 8q11.1-q13.3. J Hum Genet 2003；48：155-8.

14) Matsunaga T, Okuda M, Usami S, et al：Phenotypic consequences in a Japanese family having branchio-oto-renal syndrome with a novel frameshift mutatuion in the gene *EYA1*. Acta Otolaryngol 2007；127：98-104．

15) Tan T, Constantinides H, Michell TE. The preauricular sinus：A review of its aetiology, clinical presentation and management. Int J Pediatr Otolaryngol 2005；69：1469-74.

16) Adunka O, Kiefer J, Unkelbach MH, et al. Development and evaluaton of an improved cochlear implant electrode design for electric acoustic stimulation. Laryngoscope 2004；114：1237-41.

17) Baumgartner WD, Jappel A, Morera C, et al. Outcomes in adults implanted with the FLEXsoft

electrode. Acta Otolaryngol 2007 ; 127 : 579-86.
18) Skarzynski H, Lorens A, Piotrowska A,et al. Preservation of low frequency hearing in partial deafness cochlear implantation (PDCI) using the round window surgical approach. Acta Otolaryngol 2007 ; 127 : 41-8.
19) Kiefer J, Pok M, Adunka O, et al. Combined electric and acoustic stimulation of the auditory system : results of clinical study. Audiol Neurotol 2005 ; 10 : 134-44.
20) Gstoettner WK, van de Heyning P, O'Connor AF, et al. Electric acoustic stimulation of the auditory system : results of a multi-centre investigation. Acta Otolaryngol 2008 ; 128 : 968-75.
21) 茂木英明，西尾信哉，工 穣，他：残存聴力活用型人工内耳（EAS：electric acoustic stimulation）：術後聴取能における検討．Otology Japan 2011 ; 21 : 771-6.
22) 宇佐美真一，茂木英明，宮川麻衣子，他：残存聴力活用型人工内耳（EAS：electric acoustic stimulation）：手術法と聴力保存成績について．Otology Japan 2011 ; 21 : 763-70.
23) 茂木英明，西尾信哉，宮川麻衣子，他：残存聴力活用型人工内耳（EAS：electric acoustic stimulation）の長期装用者3症例における術後成績．Audiology Japan, 2011 ; 54 : 678-85.
24) Usami S, Moteki H, Tsukada K, et al. Hearing preservation and clinical outcome of 32 consecutive electric acoustic stimulation (EAS) surgeries. Acta Otolaryngol 2014 ; 134 : 717-27.
25) Naito T, Nishio SY, Iwasa Y, et al. Comprehensive genetic screening of *KCNQ4* in a large autosomal dominant nonsyndromic hearing loss cohort : genotype-phenotype correlations and a founder mutation. PLoS One 2013 ; 8 ; e63231.
26) Tjellstrom A, Granstrom G. Long-term follow-up with the bone-anchored hearing aid : a review of the first 100 patients between 1977 and 1985. Ear Nose Throat J 1994 ; 73 : 112-4.
27) 岩崎　聡．2）BAHA，特集 聴力改善手術，6．人工中耳．耳鼻咽喉科・頭頸部外科 2005 ; 77 : 149-60.
28) Takumi Y, Suzuki N, Moteki H, et al. Pre-Baha operation three dimensional computed tomography with markers for determining optimal implant site. Laryngoscope 2008 ; 118 : 1824-6.
29) 福島邦博，假谷 伸，長安吏江，他．先天性外耳道閉鎖症例における埋め込み型骨導補聴器（Bone-Anchored Hearing Aid：BAHA）の有効性に関する検討．日本耳鼻咽喉科学会会報 2011 ; 114 : 761-7.
30) 野口佳裕，高橋正時，喜多村健．埋め込み型骨導補聴器の聴覚成績と術中，術後合併症の検討．日本耳鼻咽喉科学会会報 2011 ; 114 : 607-14.
31) 岩崎　聡．聴覚障害と補聴機器の選択―将来展望を含めて―．耳鼻咽喉科・頭頸部外科 2005 ; 77 : 429-39.
32) 岩崎　聡．2）内耳，人工臓器．先進医療フォーラム編，先進医療NAVIGATOR, pp28-30, 日本医学出版，東京，2013．
33) Luetje CM, Brackman D, Balkany TJ, et al. Phase Ⅲ clinical trial results with the Vibrant Soundbridge implantable middle ear hearing device : a prospective controlled multicenter study. Otolaryngol Head and Neck Surg 2002 ; 126 : 97-107.
34) Colletti V, Soli SD, Carner M, et al. Treatment of mixed hearing losses via implantation of a vibratory transducer on the round window. Int J Audiol 2006 ; 45 : 600-8.

6 専門家による支援

　遺伝性難聴の診療に関しては，遺伝学的検査が確定診断のためのツールとして必要不可欠である。とくに，2012年から保険収載された遺伝学的検査診断（先天性難聴）では，「検査の実施に当たっては，厚生労働省『医療・介護関係事業者における個人情報の適切な取扱いのためのガイドライン』（平成16年12月）及び関係学会による『遺伝学的検査に関するガイドライン』（平成15年8月）を遵守すること」が求められている。

　遺伝学的検査に関するガイドラインでは「遺伝学的検査は臨床的および遺伝医学的に有用と考えられる場合に考慮され，総合的な臨床遺伝医療の中で行われるべきである。」とされており，具体的には，「①遺伝学的検査を行う医療機関においては，遺伝カウンセリングを含めた総合的な臨床遺伝医療を行う体制が用意されていなければならない。②遺伝学的検査を行う場合には，その検査がもつ分析的妥当性，臨床的妥当性，臨床的有効性が十分なレベルにあることが確認されていなければならない。③遺伝学的検査を担当する施設は常に新しい遺伝医学的情報を得て，診断精度の向上を図らなければならない」の3項目が総合的な臨床遺伝医療の内容として記載されている。したがって，遺伝学的検査を実施する際には，通常の難聴に対する診療の他に，遺伝カウンセリングや遺伝学的検査（遺伝子診断）に関する十分な理解と知識が必要となる。先天性難聴の遺伝子診断に関しては，2013年3月に日本聴覚医学会より提言がなされている。

【難聴遺伝子診断に関する提言】

難聴遺伝子診断については，「遺伝学的検査に関するガイドライン」（2003年8月遺伝医学関連10学会）および「医療における遺伝学的検査・診断に関するガイドライン」（2011年2月 日本医学会）に定められたガイドラインに準じて行う。すなわち難聴医療の現場で，主治医が十分な説明（生涯変化しない情報であること，血縁者にも影響する可能性があることなどの遺伝情報の特性についての説明）を行い，同意を得た後に実施する。「難聴のカウンセリング*」および「遺伝カウンセリング**」が共に実施できることが望ましい。

　*難聴医療が実際に提供できる，あるいは可能な施設との連携ができること。
　**臨床遺伝専門医（ないしは臨床遺伝カウンセラー）による専門的なカウンセリングが可能，ないしはそうした施設との連携が可能であること。

（日本聴覚医学会 2013年3月22日）

　耳鼻咽喉科に受診する先天性難聴の患者の多くは，難聴の原因検索目的で遺伝子診断を行うが，実際には難聴の原因を明らかにするだけでなく，難聴に対して今後どのように治療・介入を行うかについて知りたいという希望が強い。したがって遺伝カウンセリング（結果説明）の際には，難聴医療の専門家である耳鼻咽喉科医が，難聴の発症メカニズムの説明，難聴の予後の説明，随伴症状の有無および今後の治療方針（補聴器または人工内耳）などについて丁寧にわかりやすく説明する「難聴カウンセリング」が重要である。とくに，難聴の確定診断が行われている症例では，聴覚検査や補聴器適合などですでに耳鼻咽喉科に通院しており，主治医との信頼関係ができている場合が多いため，今後も難聴の経

過をみていく耳鼻咽喉科医も同席し，臨床遺伝専門医との連携により「遺伝カウンセリング」と「難聴カウンセリング」を行うことが望ましい．

また，当然のことながら，遺伝や遺伝子に関する一般的な事項（遺伝形式・再発率・保因者の意味など），検査の方法やその限界に関する説明も必要不可欠である．このような遺伝や遺伝子に関する一般的な事項や，各検査法とその限界に関しての説明は臨床遺伝専門医が専門とする分野であり，多くの遺伝カウンセリング症例の経験に基づき，耳鼻咽喉科医の説明と併せて相補的な説明を行うことにより患者さんの理解を助けることが可能である．

このように，先天性難聴の遺伝子診断を行った後のカウンセリングでは，耳鼻咽喉科医による「難聴カウンセリング」と臨床遺伝専門医による「遺伝カウンセリング」が両輪となり，結果の説明とともに今後の治療方針についてカウンセリングが行われることが望ましい．

しかし，実際には患者・クライエントがどのような経緯や目的で受診したかが異なるため，個々の患者のニーズに応じて，難聴医療の流れや遺伝カウンセリングの基本理念に基づき対応していくことが重要である．また，スクリーニング検査において原因がみつからない場合でも，耳鼻咽喉科医が十分な時間をかけ一般的な難聴の経過や今後の治療方針に関して説明し，臨床遺伝専門医が考えられる遺伝形式や予想される一般的再発率などの説明を行い，患者の自律的選択を支援するカウンセリングを実施することが望ましい．

ここでは，専門家による支援のうち，遺伝カウンセリングとオーファンネット・ジャパンおよび研究として実施されているハイスループット・シークエンス法（次世代シークエンス法）を用いた遺伝子解析を取り上げて解説する．

1 遺伝カウンセリング

　遺伝カウンセリングは，遺伝学的検査・診断を行う場合に適切な時期に実施するものであるが，患者に対する情報提供にとどまらず，患者・被検者が自律的選択をできるように心理的支援や社会的支援も必要である．したがって，実際に遺伝カウンセリングを行う際には，難聴に対する診療経験が豊富な医師と，遺伝カウンセリングに習熟した専門家が連携して実施する，チーム医療としてあたることが望ましい．遺伝カウンセリングの専門家としては，臨床遺伝専門医制度（http://jbmg.org/）および認定遺伝カウンセラー制度（http://plaza.umin.ac.jp/~GC/）の2つの制度により認定された臨床遺伝専門医あるいは認定遺伝カウンセラーがいる．

1) 遺伝性難聴の特徴

　遺伝性難聴は，先天性難聴の原因のうち最も頻度の高い原因であり，先天性難聴の50〜60％に遺伝子が関与するとされる．100種類程度の遺伝子が関与する遺伝的異質性の高い疾患であり，その遺伝形式に関しては，常染色体優性遺伝形式，常染色体劣性遺伝形式，X連鎖性遺伝形式，ミトコンドリア遺伝形式の全ての形式の原因遺伝子が報告されている．

　通常，家系内に罹患者がいる場合に遺伝性難聴を強く疑うが，近年，少子化の影響によ

表9 遺伝性難聴原因遺伝子とその特徴

原因遺伝子	特徴
SLC26A4 遺伝子	常染色体劣性遺伝形式・前庭水管拡大を伴う進行性感音難聴・先天発症・低音部の気骨導差
OTOF 遺伝子	常染色体劣性遺伝形式・オーディトリーニューロパチー・先天発症の重度難聴
WFS1 遺伝子	常染色体優性遺伝形式・低音障害型の進行性感音難聴
KCNQ4 遺伝子	常染色体優性遺伝形式・高音障害型の進行性難聴
COCH 遺伝子	常染色体優性遺伝形式・成人後発症・回転性めまい＋進行性難聴
TECTA 遺伝子	常染色体優性遺伝形式・中〜高音域感音難聴（皿形のオージオグラム）

り，同胞に罹患者がいない「孤発例」となっている場合も多い．また，常染色体優性遺伝形式をとる難聴の場合には進行性の場合が多く，若年罹患者に難聴が発症していない，あるいは本人に自覚症状がないだけの場合もあるため，家系内に罹患者がいない場合にも遺伝子が関与している可能性を考慮する必要がある．また，常染色体劣性遺伝形式をとる難聴の原因遺伝子変異を持つ保因者の割合は，30〜50人に1人程度とされており，だれが保因者であっても不思議ではない，非常にありふれた原因であることを理解することが重要である．

2) 遺伝性難聴原因遺伝子とその特徴

非症候群性の遺伝性難聴の中でも，聴力パターン，臨床経過，めまいの有無などから，表9のように原因遺伝子の推測がある程度可能な場合がある（詳細はⅢ 各論を参照）．

3) 遺伝性難聴に関する遺伝カウンセリングの留意点

遺伝子に関わる疾患（遺伝病）を正しく理解し，患者への診療とその家族への支援を行うことが重要である．カウンセリングを行う臨床遺伝専門医・認定遺伝カウンセラーには，正しい診断を行い，情報提供および疾患リスクの計算を行うだけではなく，心理的問題を明らかにする役割が求められる．

カウンセリングのポイント
- 難聴に対して今後どのように治療・介入を行うかについて，難聴の発症メカニズムの説明，難聴の予後の説明，随伴症状の有無および今後の治療方針などについて丁寧にわかりやすく説明する．
- 遺伝に関する一般的な説明（遺伝形式・再発率・保因者の意味など）が必要．
- 家庭内で責任問題が根底にある場合が多いので，責任論にならないようにとくに配慮する（自分を責めない，親を責めない）．多くの場合，責任を感じている症例が多い．よいものもたくさん受け継いでいるので，冷静に考えることが重要である．
- クライエントの希望，不安，理解度，家庭環境などに応じて説明していく．
- できれば配偶者にも来てもらい，共通理解を図る．
- 難聴の場合は，ほとんど完全浸透であり，子どもが難聴を受け継ぐリスクは遺伝形式か

ら理論的に計算可能である。したがって，理論的再発率をもとに遺伝カウンセリングができる。
- 発症前遺伝子診断は慎重に行う。
- 保因者診断は原則として行わない。
- 再発を恐れて子どもを生まない生き方を選択するケースも想定されるが，難聴に関する情報提供として，現在は補聴器や人工内耳などの効果的な治療方法が存在する疾患であり，むやみに恐れる必要はないことを説明する。ただし，両親の生殖に関する意思決定は尊重しなければならない。
- 検査手法とその限界に関する正しい理解が必要（スクリーニング検査の特性：あくまでも原因遺伝子変異のスクリーニング検査であり，解析していない領域に変異がある可能性がある）。
- 遺伝性難聴は，100種類程度の遺伝子が関与している遺伝的異質性の高い疾患であり，そのことが解析を困難にしているという特徴がある。したがって，スクリーニング検査で難聴の原因が見出されない場合も多いが，その場合に遺伝子が原因でないという説明は適切ではない。スクリーニング検査に含まれていない遺伝子変異が関与している可能性を説明する。遺伝子解析技術は急速に進歩しているので，カウンセリングにあたっては数カ月後あるいは数年後に原因遺伝子変異が見出される可能性についても忘れずに説明すべきである。
- 原因遺伝子変異が同定されない場合にも，一般的な遺伝カウンセリングを行う。このような場合にも，難聴の治療に関する一般的な説明とともに，経験的再発率などに関して十分な情報提供を行う。
- BOR症候群，van der Hoeve症候群などの症候群性難聴が混じっている場合があるので，混合性難聴を呈する例では，耳瘻孔，頸部瘻孔，腎機能障害，青色強膜，多発骨折歴などの軽微な随伴症状を見逃さないことが肝要である。

4) 実際のカウンセリング例

【症例：43歳，女性】

主訴：難聴
家族歴：母親，娘に難聴
既往歴：特記すべきことなし
現病歴：成人まで難聴の自覚はない。学校検診で聴力異常の指摘もなし。就職後も問題なかった。出産後より難聴の自覚あり。40歳頃，内緒話が聞き取れないことに気付き近医耳鼻科を受診し，当院へ紹介となった。耳鳴りあり。めまい症状なし。
純音聴力検査：聴力図のような両側高音障害型感音難聴あり
遺伝学的検査結果：難聴遺伝子スクリーニング検査により *KCNQ4* 遺伝子211delC変異ヘテロ接合体が検出された。

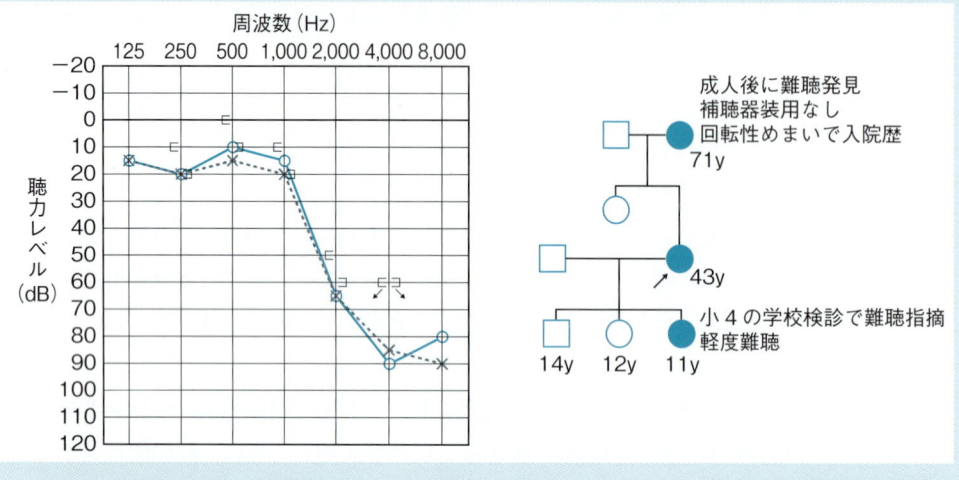

- 211delC変異は日本人に複数見つかっており founder 変異と考えられる。
- 遺伝子型と表現型は相関するとされており，c.211delCの場合は遅発性の高音障害型難聴を示す。
- 遺伝カウンセリングでは，上記に加えて，親やパートナーの理解が重要であること，子どもの難聴再発率は50％であることを十分に説明し，理解を得た。子どもについては代諾者（発端者＝母）の同意を得たうえで，難聴のある祖母と子どもの遺伝学的検査を行った。
- 長期的な聴覚管理を行いながら，遺伝に関わる様々なサポートを行ってゆく予定である

2 オーファンネット・ジャパンについて

　遺伝性難聴の場合，100種類を超える原因遺伝子変異が関与すること，またその種類により臨床像が大きく異なるため，健康保険で実施されている遺伝学的検査を補完する検査として連鎖マッピング，候補遺伝子の直接シークエンス解析，ハイスループット・シークエンス解析が行われている。しかし，これらの検査手法は遺伝子変異の解釈に専門的な知識を要するため，ルーチンでの臨床検査としての実施は困難な状況である。

　このような状況をふまえ，平成21年より，希少疾患の遺伝子解析を受託して実施するNPO法人オーファンネット・ジャパン（http://onj.jp/index.html）の運営する遺伝学的検査項目として，複数の遺伝子解析を登録して確定診断の支援を行っている。

　現在，オーファンネット・ジャパンを通じて遺伝学的検査を実施している遺伝子は，**表10**の通りである。

表10　オーファンネット・ジャパンによる遺伝性難聴の遺伝学的検査

疾患名	遺伝子名
NOG 遺伝子変異による難聴	*NOG*
TECTA 遺伝子変異による難聴	*TECTA*
WFS1 遺伝子変異による難聴	*WFS1*
CDH23 遺伝子変異による難聴	*CDH23*
COL9A1 遺伝子変異による難聴	*COL9A1*
COCH 遺伝子変異による難聴	*COCH*
COL9A3 遺伝子変異による難聴	*COL9A3*
CRYM 遺伝子変異による難聴	*CRYM*
KCNQ4 遺伝子変異による難聴	*KCNQ4*
BOR症候群	*EYA1*

オーファンネット・ジャパン（Orphan Net Japan：ONJ）とは

　一般市民および医療関係者に対して，稀少疾患に対する遺伝子診療の普及，提供，開発，育成支援に関する事業を行い，遺伝子診療を通じて国民の健康増進に広く寄与することを目的として，2007年（平成19年）10月に設立された。

　稀少疾患の遺伝子診療ネットワークの整備事業，稀少疾患に対する遺伝子診療の普及・提供・育成支援事業，遺伝子診療関連技術の標準化および精度向上事業，遺伝子診療に関する社会啓発事業のうち，とくに全国の稀少遺伝性疾患に対する遺伝学的検査提供施設の連携をはかり，検査を依頼する医療機関との間のコーディネートを行なう事業を実施している。

3　ハイスループット・シークエンス解析について

　遺伝性難聴には100種類を超える原因遺伝子が関与するため，健康保険で実施されている遺伝学的検査を実施しても原因を特定できない場合もある。このような場合には，連鎖マッピング，候補遺伝子の直接シークエンス解析などが行われていたが，近年，ハイスループット・シークエンサー（次世代シークエンサー）の登場により，既知の難聴原因遺伝子を網羅的に解析することが可能となってきた。検査の項に方法の概要は記載されているが，従来のサンガーシークエンスと比較して，50万倍超もの塩基配列が短時間で解析可能である。また，過去に報告のある全ての難聴遺伝子の全てのエクソン領域の配列を同時に解析することも可能である。

　反面，膨大なデータが得られるため，その解析（とくに病原性の有無の判断）は単純ではない。実際，既知の難聴原因遺伝子（64遺伝子）を網羅的に調べると，1例につき350程の遺伝子変異が見つかる。また，全遺伝子のエクソン領域を解析すると20,000程の遺伝子変異が見つかる（20,000のうちタンパク質に影響を及ぼす変異は3,000程である）。多数の遺伝子を網羅的に解析することにより多くの変異が見出されるが，これら見出された遺伝子変異の中で，実際に難聴の原因となっている遺伝子変異を同定するためには，専門的な知識が必要不可欠である。

現在,「難治性聴覚障害に関する調査研究班」では,臨床研究として次世代シークエンサーを用いた遺伝子解析を実施しているため,検査を希望される場合には下記までお問い合わせいただきたい。

お問い合わせ先

〒390-8621　長野県松本市旭3-1-1
信州大学医学部耳鼻咽喉科学教室
宇佐美　真一
TEL：0263-37-2666/FAX：0263-36-9164
E-mail：orl@shinshu-u.ac.jp

参考文献

1) 宇佐美真一, 他. 厚生労働省科学研究費補助金 難治性疾患克服研究事業, 優性遺伝形式をとる遺伝性難聴に関する調査研究報告書. 2011.
2) 宇佐美真一編. きこえと遺伝子改訂第2版　難聴の遺伝子診断とその社会的貢献. 金原出版, 東京, 2015.
3) 宇佐美真一編. きこえと遺伝子2　難聴の遺伝子診断　ケーススタディ集. 金原出版, 東京, 2012.
4) 福嶋義光　監訳. トンプソン&トンプソン　遺伝医学. メディカル・サイエンス・インターナショナル, 東京, 2009.

Ⅲ 各論

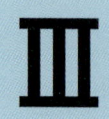

III 各 論

1 GJB2遺伝子変異による難聴

1 概説

　GJB2遺伝子は，最も高頻度で遺伝子変異の見出される先天性難聴の原因として，全世界で広く知られている遺伝子である。1997年にKelsellらにより常染色体優性遺伝家系の原因として報告され[1]，現在までに数多くの変異が報告されている。GJB2遺伝子変異による難聴は，常染色体劣性遺伝形式をとるものと，常染色体優性遺伝形式をとるものが報告されているが，常染色体劣性遺伝形式をとるものの頻度が圧倒的に高い。随伴症状を伴わない場合がほとんどだが，稀に皮膚疾患を伴う症候群性の難聴も報告されている[2]。

　GJB2遺伝子は細胞間伝達を行うギャップ結合タンパク（コネキシン26：Cx26）をコードする遺伝子である[3]。内耳において，その発現は蝸牛のラセン靭帯やラセン板縁のfibrocyteと支持細胞で認められている[4,5]。Cx26が形成するギャップジャンクションは蝸牛内電位を形成するのに重要なカリウムイオンなどのイオンリサイクリングに関与することが知られており[6]，この遺伝子に変異があるとイオンリサイクリングが障害され，内耳の恒常性維持が困難となり難聴を発症するといわれている。

　難聴は軽度から重度までさまざまであるが，遺伝子変異の組み合わせにより難聴の程度が異なることが知られている[7-10]。また，重度難聴において本遺伝子変異をもつ症例は人工内耳の効果が良好であることが知られているため[23,24]，早期に遺伝子診断を行い，この遺伝子変異を同定することは，人工内耳の適応を決定する際に非常に有用な情報である。

2 診断

1）臨床的特徴

　先天性難聴で最も頻度の高い原因遺伝子であり，常染色体劣性遺伝形式をとる日本人の先天性難聴患者（孤発例も含む）のうち約25％にGJB2遺伝子変異が見出されている。

　日本人におけるGJB2遺伝子変異の保因者は1/40〜1/50と推定されており，保因者同士が結婚することは稀ではない。

　難聴の程度は遺伝子型により異なり，変異の組み合わせにより難聴の程度に傾向性があることが知られている[7-10]。日本人に最も多く見出されるc.235delC変異を持つ場合，高度〜重度難聴になる傾向があり，また，日本人に2番目に多い変異であるp.V37I変異を

1. *GJB2* 遺伝子変異による難聴　73

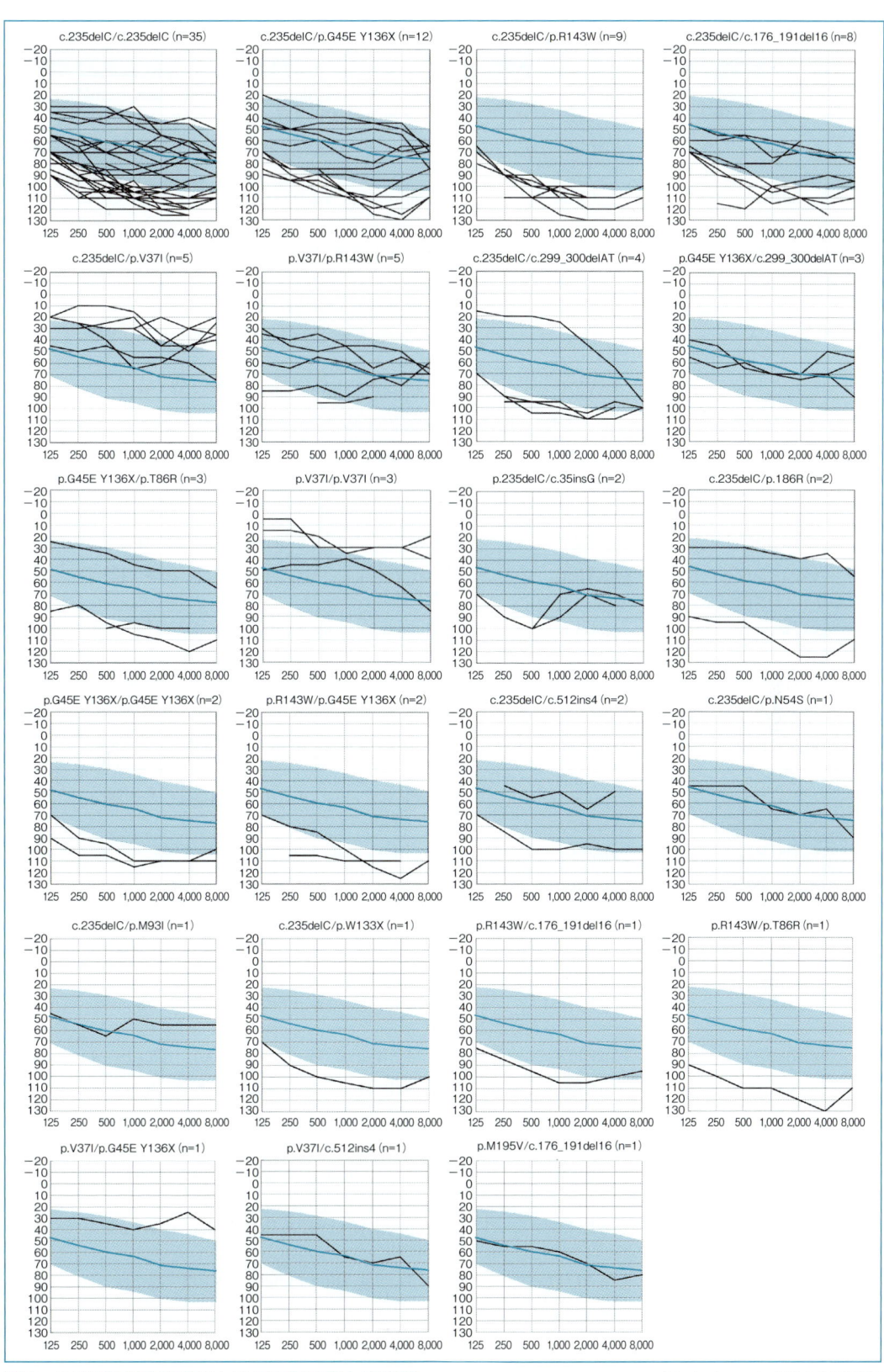

図9 *GJB2* 遺伝子変異における遺伝子型と表現型　　　　　　　　　　　　　　　　（Tsukada et al., 2010 より引用）

表11　日本人難聴患者より見出された*GJB2*遺伝子変異（*GJB2*：NM_004004）

base change	aa change	Reference	遺伝形式
c.23C>T	p.T8M	Kenna MA et al., Arch Otolaryngol Head Neck Surg. 2001；127：1037-42.	AR
c.29T>C	p.L10P	Pandya A et al., Genet Med. 2003；5：295-303.	AR
c.35delG	p.G12fs	Zelante L et al., Hum Mol Genet. 1997；6：1605-9.	AR
c.35dupG	p.G12fs	Estivill X et al., Lancet. 1998；351：394-8.	AR
c.95G>A	p.R32H	Marlin S et al., Arch Otolaryngol Head Neck Surg. 2001；127：927-33.	AR
c.98T>A	p.I33N	Tsukada K et al., Clin Genet. 2010；78：464-70.	AR
c.109G>A	p.V37I	Abe S et al., J Med Genet. 2000；37：41-3.	AR
c.[134G>A；408C>A]	p.[G45E；Y136X]	Fuse Y et al., Neuroreport. 1999；10：1853-7.	AR
c.146C>T	p.A49V	Ohtsuka A et al., Hum Genet. 2003；112：329-33.	AR
c.161A>G	p.N54S	Putcha GV et al., Genet Med. 2007；9：413-26.	AR
c.176_191del	p.G59fs	Abe S et al., J Med Genet. 2000；37：41-3.	AR
c.203A>G	p.Y68C	Guo YF et al., Acta Otolaryngol. 2008；128：297-303.	AR
c.212T>C	p.I71T	Ohtsuka A et al., Hum Genet. 2003；112：329-33.	AR
c.217C>T	p.H73Y	Minami SB et al., Gene. 2013；532：41-5.	AR
c.235delC	p.L79fs	Fuse Y et al., Neuroreport. 1999；10：1853-7.	AR
c.257C>G	p.T86R	Ohtsuka A et al., Hum Genet. 2003；112：329-33.	AR
c.257C>T	p.T86M	Tang HY et al., Am J Med Genet A. 2006；140：2401-15.	AR
c.279G>A	p.M93I	Wu BL et al., Genet Med. 2002；4：279-88.	AR
c.299_300del	p.H100fs	Abe S et al., J Med Genet. 2000；37：41-3.	AR
c.317T>A	p.F106Y	Usami S et al., PLoS One. 2012；7：e31276.	AR
c.334_335del	p.K112fs	Kelley PM et al., Am J Hum Genet. 1998；62：792-9.	AR
c.335A>T	p.K112M	Tsukada K et al., Clin Genet. 2010；78：464-70.	AR
c.379C>T	p.R127C	Dahl HH et al., Med J Aust. 2001；175：191-4.	AR
c.389G>C	p.G130A	Hwa HL et al., Genet Med. 2003；5：161-5.	AR
c.398G>A	p.W133X	Gardner P et al., Pediatrics. 2006；118：985-94.	AR
c.401G>A	p.W134X	Ogawa H et al., J Infect Dis. 2007；195：782-8.	AR
c.427C>T	p.R143W	Brobby GW et al., N Engl J Med. 1998；338：548-50.	AR
c.511G>A	p.A171T	Lin D et al., Hum Mutat. 2001；18：42-51.	AR
c.511_512insAACG	p.A171fs	Wu BL et al., Genet Med. 2002；4：279-88.	AR
c.521G>C	p.C174S	Usami S et al., PLoS One. 2012；7：e31276.	AR

表11 続き

base change	aa change	Reference	遺伝形式
c.558_559ins46	p.E187_K188delins EKTVFTVFMIAVSGIX	Yuge I et al., Auris Nasus Larynx. 2002；29：379-82.	AR
c.571T＞C	p.F191L	Wattanasirichaigoon D et al., Clin Genet. 2004；66：452-60.	AR
c.583A＞G	p.M195V	Tsukada K et al., Clin Genet. 2010；78：464-70.	AR
c.674C＞T	p.P225L	Hayashi C et al., Int J Pediatr Otorhinolaryngol. 2011；75：211-4.	AR

(Tsukada et al., Clin Genet 2010 および Nishio and Usami Ann Otol Rhinol Laryngol. 2015 より改変)

持つ場合，軽度～中等度難聴になる傾向がある[9,10]（図9）。

聴力の変動や進行する例は稀であり，耳鳴やめまい症状などの随伴症状を伴うことは少ないと考えられている。

2）遺伝子診断

現在までに全世界で100種類を超える変異が報告されている（The Connexin-deafness homepage）。日本人においては，34種類以上の原因遺伝子が同定されており，人種間で変異の頻度が異なるとされている。とくに日本人ではc.235delC変異が高頻度で認められ，次いでp.V37I変異の頻度が高い[10-13]（表11）。

3 治療　　エビデンスレベルⅡ～Ⅴ，推奨グレードA

難聴は，中等度から高度難聴の頻度が高く，補聴器や人工内耳が必要となる症例が多い。遺伝子変異の種類と組み合わせにより難聴の重症度が異なるため，遺伝子診断により難聴の重症度がある程度予想できる。GJB2変異による高度難聴患者に対する人工内耳の効果は良好であるため[23,24]，遺伝子診断が人工内耳の適応を決定する際にも重要な情報になる。そのため，先天性難聴の診断後，早期にこの遺伝子変異を同定し，補聴器や人工内耳を用いて早期療育を行えば言語習得が可能であると考えられている[25]。

参考文献

1) Kelsell DP, Dunlop J, Stevens HP, et al. Connexin 26 mutations in hereditary non-syndromic sensorineural deafness. Nature 1998；13；394：630-1.
2) Denoyelle F, Lina-Granade G, Plauchu H, et al. Connexin 26 gene linked to a dominant deafness. Nature 1998；393：319-20.
3) Bruzzone R, White TW, Paul DL. Connections with connexins：the molecular basis of direct intercellular signaling. Eur J Biochem 1996；238：1-27.
4) Kikuchi T, Adams JC, Paul DL, et al. Gap junction systems in the rat vestibular labyrinth：immunohistochemical and ultrastructural analysis. Acta Otolaryngol 1994；114：520-8.
5) Forge A, Becker D, Casalotti S, et al. Gap junctions in the inner ear：comparison of distribution patterns in different vertebrates and assessement of connexin composition in mammals. J Comp

Neurol 2003 ; 467 : 207-31.
6) Kikuchi T, Kimura RS, Paul DL, et al. Gap junctions in the rat cochlea : immunohistochemical and ultrastructural analysis. Anat Embryol (Berl) 1995 ; 191 : 101-18.
7) Snoeckx RL, Huygen PL, Feldmann D, et al. *GJB2* mutations and degree of hearing loss : a multicenter study. Am J Hum Genet 2005 ; 77 : 945-57.
8) Cryns K, Orzan E, Murgia A, et al. A genotype-phenotype correlation for *GJB2* (connexin 26) deafness. J Med Genet 2004 ; 41 : 147-54.
9) Oguchi T, Ohtsuka A, Hashimoto S, et al. Clinical features of patients with *GJB2* (connexin 26) mutations : severity of hearing loss is correlated with genotypes and protein expression patterns. J Hum Genet 2005 ; 50 : 76-83.
10) Tsukada K, Nishio S, Usami S, et al. A large cohort study of *GJB2* mutations in Japanese hearing loss patients. Clin Genet 2010 ; 78 : 464-70.
11) Abe S, Usami S, Shinkawa H, et al. Prevalent connexin 26 gene (*GJB2*) mutations in Japanese. J Med Genet 2000 ; 37 : 41-3.
12) Ohtsuka A, Yuge I, Kimura S, et al. *GJB2* deafness gene shows a specific spectrum of mutations in Japan, including a frequent founder mutation. Hum Genet 2003 ; 112 : 329-33.
13) Fuse Y, Doi K, Hasegawa T, et al. Three novel connexin26 gene mutations in autosomal recessive non-syndromic deafness. Neuroreport 1999 ; 10 : 1853-7.
14) Brobby GW, Müller-Myhsok B, Horstmann RD. Connexin 26 R143W mutation associated with recessive nonsyndromic sensorineural deafness in Africa. N Engl J Med 1998 ; 338 : 548-50.
15) Hişmi BO, Yilmaz ST, Incesulu A, et al. Effects of GJB2 genotypes on the audiological phenotype : variability is present for all genotypes. Int J Pediatr Otorhinolaryngol 2006 ; 70 : 1687-94.
16) Estivill X, Fortina P, Surrey S, et al. Connexin-26 mutations in sporadic and inherited sensorineural deafness. Lancet 1998 ; 351 : 394-8.
17) Kenna MA, Wu BL, Cotanche DA, et al. Connexin 26 studies in patients with sensorineural hearing loss. Arch Otolaryngol Head Neck Surg 2001 ; 127 : 1037-42.
18) Wu BL, Lindeman N, Lip V, et al. Effectiveness of sequencing connexin 26 (*GJB2*) in cases of familial or sporadic childhood deafness referred for molecular diagnostic testing. Genet Med 2002 ; 4 : 279-88.
19) Yuge I, Ohtsuka A, Matsunaga T, et al. Identification of 605ins46, a novel *GJB2* mutation in a Japanese family. Auris Nasus Larynx 2002 ; 29 : 379-82.
20) Feng Y, He Cf, Xiao J, et al. An analysis of a large hereditary postlingually deaf families and detecting mutation of the deafness genes. Lin Chuang Er Bi Yan Hou Ke Za Zhi. 2002 ; 16 : 323-5.
21) Kelley PM, Harris DJ, Comer BC, et al. Novel mutations in the connexin 26 gene (*GJB2*) that cause autosomal recessive (DFNB1) hearing loss. Am J Hum Genet 1998 ; 62 : 792-9.
22) Park HJ, Hahn SH, Chun YM, et al. Connexin26 mutations associated with nonsyndromic hearing loss. Laryngoscope 2000 ; 110 : 1535-8.
23) Fukushima K, Sugata K, Kasai N, et al. Better speech performance in cochlear implant patients with GJB2-related deafness. Int J Pediatr Otorhinolaryngol 2002 ; 62 : 151-7.
24) Matsushiro N, Doi K, Fuse Y, et al. Successful cochlear implantation in prelingual profound deafness resulting from the common 233delC mutation of the *GJB2* gene in the Japanese. Laryngoscope 2002 ; 112 : 255-61.
25) Usami S, Wagatsuma M, Fukuoka H, et al. The responsible genes in Japanese deafness patients and clinical application using Invader assay. Acta Otolaryngol 2008 ; 128 : 446-54.

2 SLC26A4遺伝子変異による難聴

1 概説

　統計によれば，先天性難聴児の数～20％程度に何らかの内耳奇形が見出されるとの報告があるが，種々の内耳奇形の中でも「前庭水管拡大」は最も頻度が高いものとして知られている。

　1999年，この前庭水管拡大症の原因遺伝子として SLC26A4 遺伝子が報告された[1]。これにより，本遺伝子は前庭水管拡大と思春期以降から甲状腺腫を呈する「Pendred症候群」の原因遺伝子と「前庭水管拡大を伴う非症候群性難聴」の原因遺伝子であることが知られるようになった[4]。しかしながら，めまい，甲状腺腫を発症するかどうかに関して，変異型との明らかな相関は認められず，聴力の予後とも関係しないとされている[6]。

　SLC26A4 遺伝子は，硫酸基トランスポーターに特徴的な配列をもつ遺伝子ファミリーの1つであり，その配列は進化上よく保存されている。SLC26A4 遺伝子産物はペンドリンと呼ばれ，11回膜貫通ドメインをもつタンパクである。ペンドリンは内耳，甲状腺，腎に発現を認める。とくに内耳では内リンパ管，内リンパ嚢，球形嚢，卵形嚢，および蝸牛（外ラセン細胞）に発現している。ペンドリンは，クロールイオン，重炭酸イオンなどの陰イオンとヨードの搬送に関連するといわれており，Pendred症候群の甲状腺腫はヨード有機化障害により，身体に取込まれたヨードがうまく甲状腺濾胞に移行しないために腫脹するのではないかと考えられている。

2 診断

1）臨床的特徴
・言語習得期前に発症する両側感音難聴を呈する。
・前庭水管拡大症を呈する非症候群性難聴である。
・聴力像は高度～重度高音障害型感音難聴であることが多い。低音域に気骨導差を呈することが多い。
・聴力変動をきたし，進行する場合がある。
・めまいを伴う症例もある。

2）遺伝子診断
　SLC26A4 遺伝子変異をホモ，コンパウンドヘテロ接合体として認める。日本人難聴家系から遺伝子変異として47変異が報告されている（表12）。

表12　日本人難聴患者より見出された SLC26A4 遺伝子変異（SLC26A4：NM_000441）

base change	aa change	Reference	遺伝形式
c.82A>G	p.S28G	Okamoto Y et al., Laryngoscope. 2014；124：E134-40.	AR
c.139dupC	p.L46fs	Miyagawa M et al., J Hum Genet. 2014；59：262-8.	AR
c.226C>T	p.P76S	Suzuki H et al., Acta Otolaryngol. 2007；127：1292-7.	AR
c.281C>T	p.T94I	Wang QJ et al., Clin Genet. 2007；72：245-54.	AR
c.322delC	p.L108X	Tsukamoto K et al., Eur J Hum Genet. 2003；11：916-22.	AR
c.367C>T	p.P123S	Tsukamoto K et al., Eur J Hum Genet. 2003；11：916-22.	AR
c.416-1G>A	-	Palos F et al., J Clin Endocrinol Metab. 2008；93：267-77.	AR
c.439A>G	p.M147V	Tsukamoto K et al., Eur J Hum Genet. 2003；11：916-22.	AR
c.600+1G>T	-	Miyagawa M et al., J Hum Genet. 2014；59：262-8.	AR
c.601-1G>A	-	Tsukamoto K et al., Eur J Hum Genet. 2003；11：916-22.	AR
c.697G>C	p.V233L	Hu H et al., J Hum Genet. 2007；52：492-7.	AR
c.757A>G	p.I253V	Yuan Y et al., PLoS One. 2012；7：e49984.	AR
c.890C>A	p.P297Q	Miyagawa M et al., J Hum Genet. 2014；59：262-8.	AR
c.917delT	p.V306fs	Usami S et al., Hum Genet. 1999；104：188-92.	AR
c.918+1G>A	-	Van Hauwe P et al., Hum Mol Genet. 1998；7：1099-104.	AR
c.919-2A>G	-	Coucke PJ et al., J Med Genet. 1999；36：475-7.	AR
c.1001+1G>A	-	Coyle B et al., Hum Mol Genet. 1998；7：1105-12.	AR
c.1105A>G	p.K369E	Usami S et al., Hum Genet. 1999；104：188-92.	AR
c.1115C>T	p.A372V	Usami S et al., Hum Genet. 1999；104：188-92.	AR
c.1174A>T	p.N392Y	Park HJ et al., J Med Genet. 2003；40：242-8.	AR
c.1187G>A	p.G396E	Miyagawa M et al., J Hum Genet. 2014；59：262-8.	AR
c.1219_1220del	p.L407fs	Usami S et al., PLoS One. 2012；7：e31276.	AR
c.1229C>T	p.T410M	Coyle B et al., Hum Mol Genet. 1998；7：1105-12.	AR
c.1300G>A	p.A434T	Ogawa A et al., Clin Exp Dermatol. 2013；38：30-2.	AR
c.1315G>A	p.G439R	Suzuki H et al., Acta Otolaryngol. 2007；127：1292-7.	AR
c.1343C>T	p.S448L	Wu CC et al., Laryngoscope. 2005；115：1060-4.	AR
c.1579A>C	p.T527P	Suzuki H et al., Acta Otolaryngol. 2007；127：1292-7.	AR
c.1586T>G	p.I529S	Wang QJ et al., Clin Genet. 2007；72：245-54.	AR
c.1595G>T	p.S532I	Yuan YY et al., Zhonghua Er Bi Yan Hou Tou Jing Wai Ke Za Zhi. 2009；44：449-54.	AR
c.1648dupT	p.R549fs	Namba A et al., J Hum Genet. 2001；46：518-21.	AR
c.1694G>A	p.C565Y	Van Hauwe P et al., Hum Mol Genet. 1998；7：1099-104.	AR
c.1707+5G>A	-	Park HJ et al., Clin Genet. 2005；67：160-5.	AR
c.1743G>C	p.R581S	Iwasaki S et al., J Hum Genet. 2006；51：805-10. Epub 2006 Aug 19.	AR
c.1804-6G>A	-	Yang JJ et al., Hear Res. 2005；199：22-30.	AR
c.1829C>A	p.S610X	Kiyomizu K et al., Nihon Jibiinkoka Gakkai Kaiho. 2002；105：174-7.	AR
c.1970G>A	p.S657N	Kiyomizu K et al., Nihon Jibiinkoka Gakkai Kaiho. 2002；105：174-7.	AR
c.1975G>C	p.V659L	Hu H et al., J Hum Genet. 2007；52：492-7.	AR
c.1997C>T	p.S666F	Tsukamoto K et al., Eur J Hum Genet. 2003；11：916-22.	AR
c.2007C>A	p.D669E	Okamoto Y et al., Laryngoscope. 2014；124：E134-40.	AR
c.2074T>C	p.F692L	Okamoto Y et al., Laryngoscope. 2014；124：E134-40.	AR

表12 続き

base change	aa change	Reference	遺伝形式
c.2111insGCTGG	p.E704fs	Tsukamoto K et al., Eur J Hum Genet. 2003；11：916-22.	AR
c.2162C>T	p.T721M	Usami S et al., Hum Genet. 1999；104：188-92.	AR
c.2167C>T	p.H723Y	Miyagawa M et al., J Hum Genet. 2014；59：262-8.	AR
c.2168A>G	p.H723R	Van Hauwe P et al., Hum Mol Genet. 1998；7：1099-104.	AR
c.2180T>A	p.L727X	Miyagawa M et al., J Hum Genet. 2014；59：262-8.	AR
c.2219G>T	p.G740V	Albert S et al., Eur J Hum Genet. 2006；14：773-9.	AR
c.2228T>A	p.L743X	Yuan YY et al., Zhonghua Er Bi Yan Hou Tou Jing Wai Ke Za Zhi. 2009；44：449-54.	AR

(Miyagawa et al., J Hum Genet 2014 および Nishio and Usami Ann Otol Rhinol Laryngol. 2015 より改変)

3 治療　　エビデンスレベルⅡ～Ⅴ，推奨グレードA

　先天性高度難聴の原因遺伝子として，*GJB2*遺伝子に次いで2番目に頻度が高い。この場合，早期人工内耳手術が望ましく，術後成績も良好であると報告されている。

　また，幼児期は中等度難聴であっても，難聴が進行・変動することが多く，定期的な経過観察を要する。

　Pendred症候群を発症するケースもあるため，小児科・内分泌内科との連携が必要である。

参考文献

1) Abe S, Usami S, Hoover DM, et al. Fluctuating sensorineural hearing loss associated with enlarged vestibular aqueducts maps to 7q31, the region containing the Pendred gene. Am J Med Genet.1999；82：322-8.
2) Usami S, Nishio SY, Nagano M, et al. Simultaneous screening of multiple mutations by invader assay improves molecular diagnosis of hereditary hearing loss：a multicenter study. PLoS One 2012；7：e31276.
3) Tsukamoto K, Suzuki H, Harada D, et al. Distribution and frequencies of *PDS* (*SLC26A4*) mutations in Pendred syndrome and nonsyndromic hearing loss associated with enlarged vestibular aqueduct：a unique spectrum of mutations in Japanese. Eur J Hum Genet 2003；11：916-22.
4) Usami S, Abe S, Weston M D, et al. Non-syndromic hearing loss associated with enlarged vestibular aqueduct is caused by *PDS* mutations. Hum Genet 1999；104：188-92.
5) Suzuki H, Oshima A, Tsukamoto K, et al. Clinical characteristics and genotype-phenotype correlation of hearing loss patients with *SLC26A4* mutations. Acta Otolaryngol 2007；127：1292-97.
6) Miyagawa M, Nishio SY, Usami S, et al. Mutation spectrum and genotype-phenotype correlation of hearing loss patients caused by *SLC26A4* mutations in the Japanese：a large cohort study. J Hum Genet 2014；59：262-8.

3　*CDH23*遺伝子変異による難聴

1　概説

　*CDH23*遺伝子は，常染色体劣性遺伝形式をとる非症候群性難聴DFNB12の原因遺伝子であるとともに，Usher症候群タイプ1Dの原因でもある。DFNB12ではミスセンス変異のみが報告されているが，Usher症候群タイプ1Dではミスセンス変異以外にナンセンス変異，フレームシフトなどが報告されている。後者のほうがタンパク質に大きな影響を及ぼすため，症候群性難聴が起こると考えられている。72のエクソンから構成され，3,354個のアミノ酸からなるタンパクをコードしている。蝸牛では有毛細胞に発現しており，有毛細胞同士を結びつけるtip linkの構造タンパクとして機能している。この遺伝子変異によりtip linkの構造が変化し難聴が起きると考えられている。

2　診断

1）臨床的特徴
- 先天性難聴を呈することが多いが，変異の種類（p.R2029Wなど）によっては高齢発症の場合もある。
- 高音障害型もしくは高音急墜型難聴を呈するが，徐々に進行し重度難聴に至る場合がある。
- 非症候群性難聴である。

2）遺伝子診断
　*CDH23*遺伝子変異をホモ，コンパウンドヘテロ接合体として認める。日本人難聴家系から遺伝子変異として10変異が報告されている（**表13**）。

表13 日本人難聴患者より見出されたCDH23遺伝子変異（CDH23：NM_052836）

base change	aa change	Reference	遺伝形式
c.719C>T	p.P240L	Wagatsuma M et al., Clin Genet. 2007；72：339-44.	AR
c.902G>A	p.R301Q	Wagatsuma M et al., Clin Genet. 2007；72：339-44.	AR
c.2866G>A	p.E956K	Miyagawa M et al., PLoS One. 2012；7：e40366.	AR
c.3566delG	p.R1189fs	Yoshimura H et al., PLoS One. 2014；9：e90688.	AR（Usher）
c.4103C>T	p.T1368M	Miyagawa M et al., PLoS One. 2012；7：e40366.	AR
c.4249C>T	p.R1417W	Miyagawa M et al., PLoS One. 2012；7：e40366.	AR
c.4762C>T	p.R1588W	Wagatsuma M et al., Clin Genet. 2007；72：339-44.	AR
c.4877A>C	p.D1626A	Miyagawa M et al., PLoS One. 2012；7：e40366.	AR
c.5147A>C	p.Q1716P	Wagatsuma M et al., Clin Genet. 2007；72：339-44.	AR
c.5779_5780del	p.S1927fs	Yoshimura H et al., PLoS One. 2014；9：e90688.	AR（Usher）
c.6085C>T	p.R2029W	Wagatsuma M et al., Clin Genet. 2007；72：339-44.	AR
c.6319C>T	p.R2107X	Bork JM et al., Am J Hum Genet. 2001；68：26-37.	AR
c.6861T>G	p.N2287K	Miyagawa M et al., PLoS One. 2012；7：e40366.	AR
c.7312G>A	p.E2438K	Miyagawa M et al., PLoS One. 2012；7：e40366.	AR

（Miyagawa et al., PLoS One 2012 および Nishio and Usami Ann Otol Rhinol Laryngol. 2015 より改変）

3 治療　　エビデンスレベルⅣb，推奨グレードB

　先天性高度難聴の原因遺伝子としては，GJB2遺伝子，SLC26A4遺伝子に次いで3番目に頻度が高い。この場合，早期人工内耳手術が望ましく，術後成績も良好であると報告されている。また，幼児期は高音障害型難聴であっても，低音域の難聴が進行することが多く，定期的な経過観察を要する。

参考文献

1) Wagatsuma M, Kitoh R, Suzuki H, et al. Distribution and frequencies of CDH23 mutations in Japanese patients with non-syndromic hearing loss. Clin Genet 2007；72：339-44.
2) Miyagawa M, Nishio SY, Usami S. Prevalence and clinical features of hearing loss patients with CDH23 mutations：a large cohort study. PLoS One 2012；7：e40366.

4 OTOF遺伝子変異による難聴

1 概説

　OTOF遺伝子は，常染色体劣性遺伝形式をとる非症候群性難聴DFNB9の原因遺伝子であり，非症候群性auditory neuropathy spectrum disorder（ANSD）の原因遺伝子として初めて報告された遺伝子である。主に内有毛細胞の基底部に局在しているotoferlinタンパクをコードしており，リボンシナプスにおける神経伝達物質のエクソサイトーシスに重要な役割を果たすとされている。内有毛細胞のみの障害であり，ラセン神経節が保たれるため人工内耳の効果が期待できる。ANSDの原因として最も頻度の高い遺伝子であるため，ANSDの症例を認めた場合はまず原因として疑うべき遺伝子である。

2 診断

1）臨床的特徴

- 生後1〜2年まではANSDの臨床像を呈するが，OAEの消失に伴い通常の感音難聴の臨床像をとる。
- ほとんどが先天性高度難聴，非進行性の臨床像を呈する。一部に軽〜中等度，進行性を呈する症例，体温による変動（temperature sensitive auditory neuropathy）を呈する症例も報告がある。非症候群性難聴である。

表14　日本人難聴患者より見出されたOTOF遺伝子変異

RefSeq	base change	aa change	Reference	遺伝形式
NM_194323	c.3515G>A	p.R1172Q[※1]	Varga R et al., J Med Genet. 2003；40：45-50.	AR
NM_194248	c.5992T>C	p.X1998R	Matsunaga T et al., Clin Genet. 2012；82：425-32.	AR
NM_194248	c.5713-2A>G	−	Matsunaga T et al., Clin Genet. 2012；82：425-32.	AR
NM_194248	c.5567G>A	p.R1856Q	Choi BY et al., Clin Genet. 2009；75：237-43.	AR
NM_194248	c.5524G>A	p.D1842N	Matsunaga T et al., Clin Genet. 2012；82：425-32.	AR
NM_194248	c.5466C>G	p.Y1822X	Matsunaga T et al., Clin Genet. 2012；82：425-32.	AR
NM_194248	c.4748G>A	p.R1583H	Zhang LP et al., Int J Pediatr Otorhinolaryngol. 2013；77：1749-52.	AR
NM_194248	c.4103C>G	p.S1368X	Iwasa Y et al., BMC Med Genet. 2013；14：95.	AR
NM_194248	c.2151G>A	p.W717X	Iwasa Y et al., BMC Med Genet. 2013；14：95.	AR
NM_194248	c.1946_1965del	p.R649fs	Matsunaga T et al., Clin Genet. 2012；82：425-32.	AR

表14 続き

RefSeq	base change	aa change	Reference	遺伝形式
NM_194248	c.1621G>A	p.G541S	Matsunaga T et al., Clin Genet. 2012；82：425-32.	AR
NM_194248	c.1422T>A	p.Y474X	Matsunaga T et al., Clin Genet. 2012；82：425-32.	AR
NM_194248	c.1273C>T	p.R425X	Choi BY et al., Clin Genet. 2009；75：237-43.	AR
NM_194248	c.1236delC	p.P412fs	Rodriguez-Ballesteros M et al., Hum Mutat. 2008；29：823-31.	AR
NM_194248	c.897+5G>A	-	Matsunaga T et al., Clin Genet. 2012；82：425-32.	AR

(Matsunaga T et al., Clin Genet. 2012, Iwasa Y et al., BMC Med Genet. 2013 および Nishio and Usami Ann Otol Rhinol Laryngol. 2015より改変)

※1　OTOF遺伝子NM_194323：c.G3515A：p.R1172Q変異は，NM_001287489：exon46：c.G5816A：p.R1939Qに相当
（Matsunaga 2012およびIwasa 2013ではp.R1939Qと記載）

2）遺伝子診断

　*OTOF*遺伝子変異をホモ，コンパウンドヘテロ接合体として認める。日本人難聴家系から遺伝子変異として18変異が報告されている（表14）。

3　治療　　エビデンスレベルⅠ～Ⅴ，推奨グレードA

　ほとんどが先天性高度難聴を呈するため，補聴器の効果が期待できない場合が多く，人工内耳が考慮される。ANSDの臨床像をとるため，実際の現場では人工内耳に対する抵抗感もあるが，人工内耳の効果が良好または他の内耳性難聴症例と同等であることが報告されており，手術の時期を遅らせないことが必要である。

参考文献

1) Matsunaga T, Mutai H, Kunishima S, et al. A prevalent founder mutation and genotype-phenotype correlations of *OTOF* in Japanese patients with auditory neuropathy. Clin Genet 2012；82：425-32.
2) Iwasa Y, Nishio SY, Yoshimura H, et al. *OTOF* mutation screening in Japanese severe to profound recessive hearing loss patients. BMC Med Genet 2013；14：95.

5 ミトコンドリア遺伝子変異による難聴

1 概説

　ミトコンドリア脳筋症の三大疾患にMELAS（脳卒中様症状と高乳酸血症を伴うミトコンドリア筋症，脳症Mitochondrial encephalopathy/Lactic acidosis and strokelike episodes），MERRF（myoclonus epilepsy associated with ragged-red fibers），進行性外眼筋麻痺（chronic progressive external ophthalmoplegia：CPEO）があるが，これらの疾患では半数以上に難聴が伴うとされている。この他にもm.1555A＞G変異やm.7511T＞C変異など，難聴のみを症状とする非症候群性難聴と，m.3243A＞G変異，m.8296A＞G変異といった，糖尿病などの随伴症状を合併する症候群性難聴が報告されている。

　ミトコンドリア遺伝子変異による難聴の特徴としては，母系遺伝形式であること，言語獲得年齢後に自覚することが多い（遅発性）。また進行性の高音障害を呈する場合が多い。耳鳴を認めることが多いが，めまいの自覚は少ないことが報告されている。母系遺伝難聴家系におけるミトコンドリア遺伝子変異の頻度調査では約15％に遺伝子変異が見出され，そのうちm.1555A＞G変異，m.3243A＞G変異が大部分を占めている[1]。

1）m.1555A＞G変異

　ミトコンドリア遺伝子m.1555A＞G変異はアミノ配糖体抗菌薬に対する内耳の易受傷性との関連が報告されており，難聴との関連が分子遺伝学的に明らかとなってきている。頻度調査によれば，外来を受診する感音難聴患者の約3％に，またアミノ配糖体抗菌薬の投与歴がある難聴患者の約30％にこの遺伝子変異が見出されている[2]。

2）m.3243A＞G変異

　ミトコンドリアm.3243A＞G変異のようなミトコンドリア遺伝子変異による疾患は，変異型ミトコンドリアと野生型ミトコンドリアがどの程度混在しているか（ヘテロプラスミー）が問題となる。ヘテロプラスミーの割合が，ある閾値以上になると様々な症状を発症するといわれている。

　tRNA^{Leu}（UUR）遺伝子m.3243A＞G変異は，MELAS症例や，糖尿病を合併した感音難聴，非症候群性感音難聴などの多様な症状を起こすことがわかっている。なぜ同じ遺伝子変異がMELAS，糖尿病，感音難聴などの多彩な症状を呈するのかは明らかになっていないが，組織ごとにヘテロプラスミーが異なるためではないかと考えられている。

2 診断

1) 臨床的特徴

- 母系遺伝形式の難聴を呈する場合が多いが，浸透率が低く母親に難聴を認めない場合もある．
- 言語獲得年齢後に自覚されることが多い（遅発性）．
- m.1555A＞G 変異では高音障害型であり，m.3243A＞G 変異では水平型となる場合が多い．
- 難聴の程度には個人差が認められるが，加齢に伴い徐々に進行する[3]．
- 耳鳴の訴えが強いがめまいを訴えることは少ない．
- m.1555A＞G 変異ではアミノ配糖体抗菌薬の投与により難聴が増悪するため投与を避ける．
- m.3243A＞G 変異変異では糖尿病の合併が認められることが多い．

2) 遺伝子診断

ミトコンドリア遺伝子変異を認める．m.1555A＞G 変異に代表されるように，ホモプラスミーが主である変異と，m.3243A＞G 変異に代表されるように，ヘテロプラスミーが主である変異が存在する．

3 治療　　エビデンスレベルⅤ，推奨グレードB

難聴の程度には個人差があるが，ミトコンドリア遺伝子 m.1555A＞G 変異による難聴では進行する場合が多いため，定期的に聴力検査を行い経過観察することが重要であると思われる．

通常，中等度以上の難聴症例には補聴器が用いられるが，補聴効果の認められない高度難聴に関しては人工内耳のよい適応になることが報告されている[4]．多施設共同研究により，人工内耳の適応になった高度難聴患者 140 例を検索したところ，14 例（10％）の患者にこの変異が見出されている[2]．

m.1555A＞G 変異に伴う難聴に関しては，アミノ配糖体抗生物質の投与を避けることにより難聴の増悪を予防することが可能であるため，ミトコンドリア遺伝子変異のスクリーニングシステムを確立するとともに，薬物カードを配付し予防に努めることが推奨されている[5]．

参考文献

1) Yano T, Nishio SY, Usami S, et al. Frequency of mitochondrial mutations in non-syndromic hearing loss as well as possibly responsible variants found by whole mitochondrial genome screening. J Hum Genet 2014；59：100-6.
2) Usami S, Abe S, Akita J, et al. Prevalence of mitochondrial gene mutations among hearing impaired patients. J Med Genet 2000；37：38-40.

3) Lu SY, Nishio S, Tsukada K, et al. Factors that affect hearing level in individuals with the mitochondrial 1555A. G mutation. Clin Genet 2009 ; 75 : 480-4.
4) Tono T, Ushisako Y, Kiyomizu K, et al. Cochlear implantation in a patient with profound hearing loss with the A1555G mitochondrial mutation. Am J Otol 1998 ; 19 : 754-7.
5) Usami S, Abe S, Shinkawa H, et al. Rapid mass screening method and counseling for the 1555A-->G mitochondrial mutation. J Hum Genet 1999 ; 44 : 304-7.

6 *KCNQ4* 遺伝子変異による難聴

1 概説

　*KCNQ4*遺伝子は，1999年にKubischら[1]により常染色体優性遺伝形式をとるDFNA2の原因遺伝子として報告された。若年で発症し，その後も両側性に進行する感音難聴が特徴的であり，時にめまいやてんかんを伴う症例が報告されている[2]。その後もフランス[3]，オランダ[3]，アメリカ[4]，日本[2,5]で報告されているが，比較的稀な難聴遺伝子である。*KCNQ4*遺伝子はカリウムチャネルタンパクをコードしており，各タンパク質が4つ集まって複合体となりカリウムチャネルを形成する。遺伝子変異によりタンパク質の構造が変化し，カリウムが通過しにくいチャネルに変化することにより難聴が発症すると考えられている。また，変異の種類により障害される周波数帯域が異なることが報告されている[8]。

2 診断

1）臨床的特徴

　常染色体優性遺伝形式をとる両側進行性感音難聴を呈する。オージオグラムは左右対称であることが多く，高音前傾型あるいは高音急墜型を示す。高音前傾型の聴力像を呈する例では幼少から小児期，高音急墜型では青年期（15歳以上）に難聴を自覚することが多い。難聴は進行しても中等度から高度の難聴であることが多い。耳音響放射では反応が減弱あるいは消失しているが，側頭骨CTでは異常を認めない。随伴症状としてめまい，てんかんを伴う場合がある。

2）遺伝子診断

　常染色体優性遺伝形式をとり，*KCNQ4*遺伝子のエクソン領域においてミスセンス変異，欠失変異，ナンセンス変異が同定されている（表15）。

表15　日本人難聴患者より見出された*KCNQ4*遺伝子変異（*KCNQ4*：NM_004700）

base change	aa change	Reference	遺伝形式
c.211delC	p.Q71fs	Kamada F et al., J Hum Genet. 2006；51：455-60.	AD
c.229_230insCG	p.H77fs	Naito T et al., PLoS One. 2013；8：e63231.	AD
c.546C>G	p.F182L	Su CC et al., Audiol Neurootol. 2007；12：20-6.	AD
c.689T>A	p.V230E	Naito T et al., PLoS One. 2013；8：e63231.	AD
c.806_808del	p.S269del	Watabe T et al., Biochem Biophys Res Commun. 2013；432：475-9.	AD
c.808T>C	p.Y270H	Namba K et al., BMC Res Notes. 2012；5：145.	AD
c.827G>C	p.W276S	Coucke PJ et al., Hum Mol Genet. 1999；8：1321-8.	AD
c.871C>T	p.P291S	Naito T et al., PLoS One. 2013；8：e63231.	AD
c.872C>T	p.P291L	Naito T et al., PLoS One. 2013；8：e63231.	AD
c.891G>T	p.R297S	Naito T et al., PLoS One. 2013；8：e63231.	AD

（Naito T et al., PLoS One. 2013, Watabe T et al., Biochem Biophys Res Commun. 2013 および Namba K et al., BMC Res Notes. 2012 より改変）

3　治療　　エビデンスレベルⅣ，推奨グレードC1

　先天性高度難聴に対しては補聴器や人工内耳を用いる。日本人難聴患者の中では比較的多くに認められるc.211delC変異では，1,000Hz以下の低音部は進行しないケースが多く，補聴器が不要な例も多い。

参考文献

1) Kubisch C, Schroeder BC, Friedrich T, et al. *KCNQ4*, a novel potassium channel expressed in sensory outer hair cells, is mutated in dominant deafness. Cell 1999；96：437-46.
2) Akita J, Abe S, Shinkawa H, et al. Clinical and genetic features of nonsyndromic autosomal dominant sensorineural hearing loss：*KCNQ4* is a gene responsible in Japanese. J Hum Gene 2001；46：355-61.
3) Coucke PJ, Van Hauwe P, Kelley PM, et al. Mutations in the *KCNQ4* gene are responsible for autosomal dominant deafness in four DFNA2 families. Hum Mol Genet 1999；8：1321-8.
4) Hildebrand MS, Tack D, McMordie SJ, et al. Audioprofile-directed screening identifies novel mutations in *KCNQ4* causing hearing loss at the DFNA2 locus. Genet Med 2008；10：797-804.
5) Kamada F, Kure S, Kudo T, et al. A novel *KCNQ4* one-base deletion in large pedigree with hearing loss：implication for the genotype-phenotype correlation. J Hum Genet 2006；51：455-60.
6) Smith RJH, Hildebrand M. DFNA2 Nonsyndromic hearing loss. In：Pagon RA, Adam MP, Ardinger HH, et al, editors. GeneReviews [Internet]. Seattle (WA)：University of Washington, Seattle；1993-2015, Initial Posting 2008 April 4 [Last Update 2015 Aug 20]
7) Baek JI, Park HJ, Park K, et al. Pathogenic effects of a novel mutation (c.664_681 del) in *KCNQ4* channels associated with auditory pathology. Biochim Biophys Acta 2011；1812：536-43.
8) Naito T, Nishio SY, Iwasa Y, et al. Comprehensive genetic screening of *KCNQ4* in a large autosomal dominant nonsyndromic hearing loss cohort：genotype-phenotype correlations and a founder mutation. PLoS One 2013；8：e63231.

7 TECTA遺伝子変異による難聴

1 概説

　*TECTA*遺伝子は常染色体優性，および劣性形式をとる非症候群性難聴（DFNA8/12, DFNB21）の原因遺伝子として報告されている。*TECTA*遺伝子は，内耳蝸牛蓋膜の非コラーゲン基質を形成するα-tectorinをコードする遺伝子である。α-tectorinはおおまかに3つのドメイン，エンタクチン様（ENT）ドメイン，ゾナドヘジン（ZA）ドメイン，ゾナペルシダ（ZP）ドメインより構成されており，変異の部位により聴力型が異なることが報告されている。

　家系により臨床型にバリエーションがあるが，言語習得期前に難聴を発症することも多い。ZAドメインに変異をもつ場合，高音障害型の感音難聴を示し，ZPドメインに変異がある場合は特徴的な「皿形」の聴力像を示す。また，進行性難聴をとる例が報告されているため聴力の経時的なフォローが必要である。一般的にめまいなどの前庭症状が出ることは少ないとされる。

2 診断

　難聴は軽～中等度が多いが，高音部や全周波数にわたり高度難聴を呈するものも報告されている。進行性を示すこともある。とくに皿型のオージオグラムを呈することが特徴ともなっており，このような聴力像の症例には*TECTA*遺伝子のZPドメインの遺伝子検査が必要である（表16）。

表16　日本人難聴患者より見出された*TECTA*遺伝子変異（*TECTA*：NM_005422）

base change	aa change	Reference	遺伝形式
c.596delT	p.L199fs	Miyagawa M et al., PLoS One. 2013；8：e75793.	AR
c.1471C>T	p.R491C	Miyagawa M et al., PLoS One. 2013；8：e75793.	AR
c.1685C>T	p.T562M	Hildebrand MS et al., Hum Mutat. 2011；32：825-34.	AD
c.4198C>T	p.H1400Y	Moteki H et al., J Hum Genet. 2012；57：587-92.	AD
c.5317C>T	p.R1773X	Abe S et al., Genet Test. 2007；11：333-40.	AD
c.5372C>G	p.P1791R	Hildebrand MS et al., Hum Mutat. 2011；32：825-34.	AD
c.5597C>T	p.T1866M	Sagong B et al., Ann Clin Lab Sci. 2010；40：380-5.	AD
c.5990T>C	p.I1997T	Moteki H et al., J Hum Genet. 2012；57：587-92.	AD
c.6062G>A	p.R2021H	Iwasaki S et al., Arch Otolaryngol Head Neck Surg. 2002；128：913-7.	AD

（Moteki H et al., J Hum Genet. 2012，Miyagawa M et al., PLoS One. 2013および Nishio and Usami Ann Otol Rhinol Laryngol. 2015より改変）

| 3 | 治療 | エビデンスレベルⅣb，推奨グレードC1 |

　蝸牛蓋膜に原因があるため，cochlear conductive hearing loss（蝸牛内伝音難聴）とも呼ぶべき病態が考えられており，補聴器装用効果が比較的良好であるという報告もある。遺伝子変異により進行性が異なるため，年に1回程度の聴力フォローが必要と考えられる。

参考文献

1) Verhoeven K, Van Laer L, Kirschhofer K, et al. Mutations in the human alpha-tectorin gene cause autosomal dominant non-syndromic hearing impairment. Nat Genet 1998；19：60-2.
2) Moreno-Pelayo, M.A., et al., A cysteine substitution in the zona pellucida domain of alpha-tectorin results in autosomal dominant, postlingual, progressive, mid frequency hearing loss in a Spanish family. J Med Genet, 2001. 38：E13.
3) Iwasaki S, Harada D, Usami S et al., Association of clinical features with mutation of *TECTA* in a family with autosomal dominant hearing loss. Arch Otolaryngol Head Neck Surg 2002；128：913-7.
4) Plantinga RF, de Brouwer AP, Huygen PL, et al. A novel *TECTA* mutation in a Dutch DFNA8/12 family confirms genotype-phenotype correlation. J Assoc Res Otolaryngol 2006；7：173-81.
5) Plantinga RF, Cremers CW, Huygen PL, et al. Audiological evaluation of affected members from a Dutch DFNA8/12 (*TECTA*) family. J Assoc Res Otolaryngol 2007；8：1-7.
6) Bahmad F, O'Malley J, Tranebjaerg L, et al. Histopathology of nonsyndromic autosomal dominant midfrequency sensorineural hearing loss. Otol Neurotol 2008；29：601-6.
7) Collin RW, de Heer AM, Oostrik J, et al. Mid-frequency DFNA8/12 hearing loss caused by a synonymous *TECTA* mutation that affects an exonic splice enhancer. Eur J Hum Genet 2008；16：1430-6.
8) Sagong B, Park R, Kim YH, et al. Two novel missense mutations in the *TECTA* gene in Korean families with autosomal dominant nonsyndromic hearing loss. Ann Clin Lab Sci 2010；40：380-5.
9) Hildebrand MS, Morín M, Meyer NC, et al. DFNA8/12 caused by *TECTA* mutations is the most identified subtype of nonsyndromic autosomal dominant hearing loss. Hum Mutat 2011；32：825-34.
10) Moteki H, Nishio SY, Hashimoto S, et al. *TECTA* mutations in Japanese with mid-frequency hearing loss affected by zona pellucida domain protein secretion. J Hum Genet 2012；57：587-92.

8 *WFS1* 遺伝子変異による難聴

1 概説

　*WFS1*遺伝子は4番染色体に存在し，8個のエクソンから構成されている。890個のアミノ酸からなるwolframinというタンパク質をコードしている。wolframinは細胞内では小胞体に膜タンパクとして存在し，小胞体ストレス（タンパクの品質管理）に関与しているとされているが，機能の詳細についてはいまだ明らかになっていない。内耳においては発生初期より発現が認められており，聴覚形成に重要な役割を担っていると考えられているが，頂回転，基底回転での発現の差はないとされ，低音障害型の難聴を起こすメカニズムは不明である。

　*WFS1*遺伝子は1998年，常染色体劣性遺伝形式を呈するWolfram症候群（DIDMOAD症候群）の原因遺伝子として報告された[1]。Wolfram症候群は糖尿病，視神経萎縮を主症状とし，中枢性尿崩症，感音難聴，尿路系異常，精神遅滞，精神症状など様々な症状を呈する症候群として知られている。その後，低音障害型感音難聴（2,000 Hz以下の難聴）を特徴とする，常染色体優性遺伝形式をとる難聴（DFNA6/14/38）の原因遺伝子座が*WFS1*遺伝子と同じ領域にあることから，変異解析が行われ*WFS1*遺伝子がDFNA6/14/38の原因ともなっていることが報告された[2,3]。難聴は進行性とされ，初期には低音部のみの障害であることが多く，難聴の診断時期が5～20歳と遅くなる傾向にある。耳鳴を伴う報告はあるが，めまいはないとされる。

2 診断

1）臨床的特徴
・言語習得期前に発症する両側感音難聴を呈する。
・家系内発症があり，常染色体優性遺伝形式を呈する。
・聴力像は低音障害型のオージオグラムを示すことが多いが，進行例では全周波数にわたる高度難聴症例も報告されている。
・稀に視神経萎縮を伴う場合があるため精査が必要である。

2）遺伝子診断
　*WFS1*遺伝子に変異があり，家系内罹患者情報と矛盾しないこと。日本人難聴家系からの遺伝子変異として10変異が報告されている（**表17**）。

表17 日本人難聴患者より見出された *WFS1* 遺伝子変異 (*WFS1* : NM_006005)

base change	aa change	Reference	遺伝形式
c.1102_1103insGCAAG	p.S368fs	Nakamura A et al., Diabetes Res Clin Pract. 2006 ; 73 : 215-7.	AR (Wolfram syndrome)
c.1515_1529del	p.505_510del	Inoue H et al., Nat Genet. 1998 ; 20 : 143-8.	AR (Wolfram syndrome)
c.1669C>T	p.L557F	Fukuoka H et al., J Hum Genet. 2007 ; 52 : 510-5.	AD
c.1846G>T	p.A616S	Liu YH et al., Zhonghua Er Bi Yan Hou Tou Jing Wai Ke Za Zhi. 2005 ; 40 : 764-8.	AD
c.1901A>C	p.K634T	Komatsu K et al., J Hum Genet. 2002 ; 47 : 395-9.	AD
c.2033G>T	p.W678L	Fukuoka H et al., J Hum Genet. 2007 ; 52 : 510-5.	AD
c.2051C>T	p.A684V	Mets RB et al., Ophthalmic Genet. 2010 ; 31 : 227-9.	AD (Optic Atorophyの報告あり) / AR (Wolfram syndrome)
c.2146G>A	p.A716T	Bespalova IN et al., Hum Mol Genet. 2001 ; 10 : 2501-8.	AD
c.2171C>T	p.P724L	Inoue H et al., Nat Genet. 1998 ; 20 : 143-8.	AR (Wolfram syndrome)
c.2185G>A	p.D729N	Dom nech E et al., Eur J Hum Genet. 2002 ; 10 : 421-6.	AD (DMの報告あり)
c.2507A>C	p.K836T	Fujikawa T et al., Laryngoscope. 2010 ; 120 : 166-71.	AD
c.G2530A	p.A844T	Noguchi Y et al., Acta Otolaryngol. 2005 ; 125 : 1189-94.	AD
c.2590G>A	p.E864K	Eiberg H et al., J Med Genet. 2006 ; 43 : 435-40.	AD (DM + Optic Atorophyの報告あり)
c.2642_2643del	p.F881fs	Inoue H et al., Nat Genet. 1998 ; 20 : 143-8.	AR (Wolfram syndrome)

(Referenceの各文献 および Nishio and Usami Ann Otol Rhinol Laryngol. 2015より改変)

3 治療　エビデンスレベルⅣb～Ⅴ, 推奨グレードB

　進行性難聴を呈する例も報告されており，定期的に聴力検査を行い経過観察を行うことが重要である。通常軽度の難聴症例には経過観察のみとする場合が多いが，中等度以上の難聴症例には補聴器が用いられる。

参考文献

1) Inoue H, Tanizawa Y, Wasson J, et al. A gene encoding a transmembrane protein is mutated in patients with diabetes mellitus and optic atrophy (Wolfram syndrome). Nat Genet 1998 ; 20 : 143-8.
2) Bespalova IN, Van Camp G, Bom SJ, et al. Mutations in the Wolfram syndrome 1 gene (WFS1) are a common cause of low frequency sensorineural hearing loss. Hum Mol Genet 2001 ; 10 : 2501-8.
3) Young TL, Ives E, Lynch E, et al. Non-syndromic progressive hearing loss DFNA38 is caused by heterozygous missense mutation in the Wolfram syndrome gene WFS1. Hum Mol Genet 2001 ;

10 : 2509-14.
4) Komatsu K, Nakamura N, Ghadami M, et al. Confirmation of genetic homogeneity of nonsyndromic low-frequency sensorineural hearing loss by linkage analysis and a DFNA6／14 mutation in a Japanese family. J Hum Genet 2002；47：395-9.
5) Noguchi Y, Yashima T, Hatanaka A, et al. A mutation in Wolfram syndrome type 1 gene in a Japanese family with autosomal dominant low-frequency sensorineural hearing loss. Acta Otolaryngol 2005；125：1189-94.
6) Fukuoka H, Kanda Y, Ohta S, et al. Mutations in the WFS1 gene are a frequent cause of autosomal dominant nonsyndromic low-frequency hearing loss in Japanese. J Hum Genet 2007；52：510-5.
7) Fujikawa T, Noguchi Y, Ito T, et al. Additional heterozygous 2507A＞C mutation of WFS1 in progressive hearing loss at lower frequencies. Laryngoscope 2010：120：166-71.
8) Rigoli L, Lombardo F, Di Bella C. Wolfram syndrome and WFS1 gene. Clin Genet 2011；79：103-17.

9　*COCH*遺伝子変異による難聴

1　概説

　1991年に常染色体優性遺伝性難聴を呈する家系の内耳病理所見がKhetarpalら[1]により報告されており，これが現在DFNA9と呼ばれる遺伝性難聴である。Robertsonら[2]はサブトラクション・ハイブリダイゼーション法で，内耳に特異的に発現する遺伝子，*COCH*を同定した。*COCH*は12のエクソンからなり，14番染色体（14q12q13）に存在している。その後1998年にDFNA9の原因遺伝子であることが判明した[3]。*COCH*遺伝子変異はその他にも半規管裂隙症候群[4]，心血管障害[5]などとの関連が指摘されている。

　DFNA9は臨床所見，ヒト病理所見，原因遺伝子，原因タンパクの生化学的解析，病的意義が揃って報告されている数少ない遺伝性難聴の一つである。この遺伝子のタンパク産物はcochlinと命名され，内耳の細胞外マトリックスタンパクでタイプ2コラーゲン上に発現している[6]が，その機能の詳細はいまだ不明である。

　ヒト病理所見[7]では，蝸牛，前庭の広い範囲に変異タンパク（ムコ多糖タンパク）の沈着が特徴的である。蝸牛では，螺旋靱帯，螺旋板縁，基底板に著名な好酸性物質（変異タンパク）の沈着がある。コルチ器の変化は症例により程度の差があり内外有毛細胞は部分的に消失している。前庭では，平衡斑と膨大部稜の間質は著名に変性しており，有毛細胞はほぼ完全に消失している。DFNA9におけるめまい・難聴発症のメカニズムは，優性ネガティブ効果と考えられている。

　cochlinはDFNA9以外の内耳疾患でもその病的意義が報告されており，CD4＋T細胞性自己免疫性難聴の抗原である可能性が指摘されている[8]。cochlinには数種類のアイソフォームが知られており[9]，その発現レベルの変化がUsher症候群動物モデルで見いだされている[10]。緑内障罹患眼において，線維柱帯にcochlinの沈着があり，これは正常眼では認められない[11]。

2　診断

1）臨床的特徴

・常染色体優性遺伝形式をとる難聴で35〜55歳（平均40歳頃）に発症する。両側性進行性難聴と前庭機能障害が特徴である。
・高音が障害され徐々に中・低音域にも及ぶ感音難聴を呈する[12]（図10）。
・前庭系の症状は，暗所で著明になる平衡障害，動揺病，歩行時のふらつき，頭位性めまいである。末梢前庭機能は難聴発症と同時期に低下し徐々に進行し60歳以後に無反応になることが多い[13]。ベルギーとオランダの大家系の調査では，p.P51S変異をもつDFNA9患者の25％にAAO-HNSのメニエール病診断基準に合致する症状がみられたことから，家族性メニエール病の原因遺伝子として注目された[14]。しかし，その後メニ

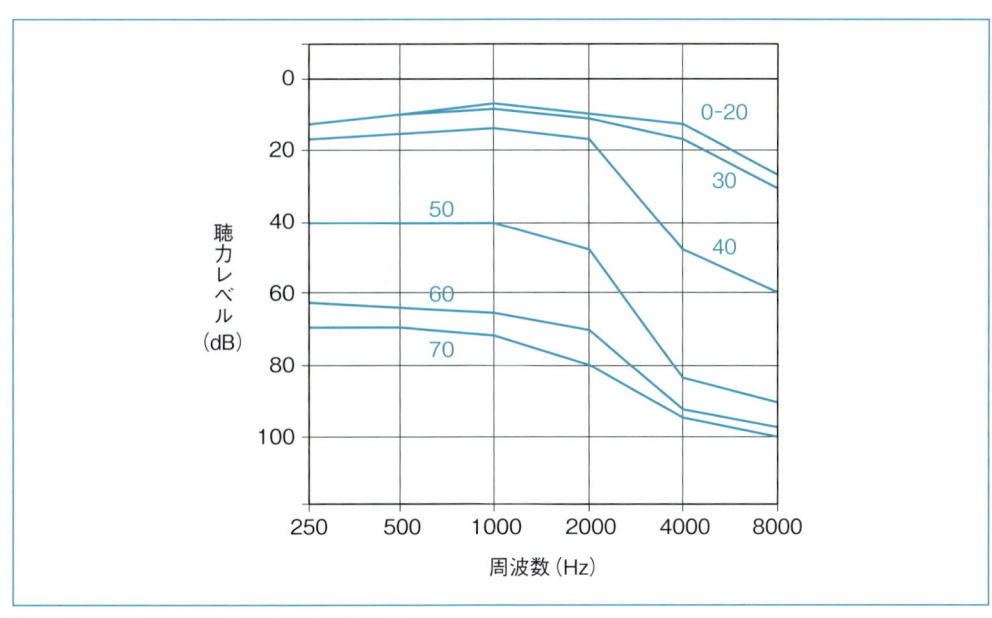

図10 ARTA：age related typical audiogram

エール病症例のCOCH遺伝子変異が検索され，現在はメニエール病の原因遺伝子ではないと考えられている[15]。

2）遺伝子診断

現在までに日本人難聴患者より4変異が報告されている（表18）。変異を持つ家系は少なく，比較的稀な難聴原因遺伝子ではないかと考えられる。

表18 日本人難聴患者より見出されたCOCH遺伝子変異（COCH：NM_004086）

base change	aa change	Reference	遺伝形式
c.263G>A	p.G88E	Robertson NG et al., Nat Genet. 1998；20：299-303.	AD
c.355G>A	p.A119T	Usami S et al., Eur J Hum Genet. 2003；11：744-8.	AD
c.1115T>C	p.I372T	Tsukada K et al., Ann Otol Rhinol Laryngol. 2015；124 Suppl 1：100S-10S.	AD
c.1624T>C	p.C542R	Tsukada K et al., Ann Otol Rhinol Laryngol. 2015；124 Suppl 1：100S-10S.	AD

（Tsukada K et al., Ann Otol Rhinol Laryngol. 2015より改変）

3 治療　　エビデンスレベルⅤ，推奨グレードC1

難聴は遅発性で言語習得にはほぼ問題がない。進行性に増悪する場合が多く，定期的な検査，経過観察が必要となる。中等度以上の難聴の場合には補聴器，人工内耳の適応となる。前庭症状もあることから対症療法を行う。非症候群性難聴ではあるが，報告によっては心血管系の疾患の頻度が高いこと，記憶障害，夜間の視力障害などが指摘されており診療上注意する。

参考文献

1) Khetarpal U, Schuknecht H, Gacek RR, et al. Autosomal dominant sensorineural hearing loss. Pedigrees, audiologic findings, and temporal bone findings in two kindreds. Arch Otolaryngol Head Neck Surg 1991；117：1032-42.
2) Robertson NG, Khetarpal U, Gutiérrez-Espeleta GA, et al. Isolation of novel and known genes from a human fetal cochlear cDNA library using subtractive hybridization and differential screening. Genomics 1994；23：42-50.
3) Robertson NG, Lu L, Heller S, et al. Mutations in a novel cochlear gene cause DFNA9,a human nonsyndromic deafness with vestibular dysfunction. Nat Genet 1998；20：299-303.
4) Hildebrand MS, Tack D, Deluca A, et al. Mutation in the *COCH* gene is associated with superior semicircular canal dehiscence. Am J Med Genet A 2009；149A：280-5.
5) Bom SJ, Kemperman MH, De Kok YJ, et al. Progressive cochleovestibular impairment caused by a point mutation in the *COCH* gene at DFNA9. Laryngoscope 1999；109：1525-30.
6) Mizuta K, Ikezono T, Iwasaki S, et al. Ultrastructural co-localization of cochlin and type II collagen in the rat semicircular canal. Neurosci Lett 2008；434：104-7.
7) Merchant SN, Linthicum FH, Nadol JB Jr. Histopathology of the inner ear in DFNA9. Adv Otorhinolaryngol 2000；56：212-7.
8) Baek MJ, Park HM, Johnson JM, et al. Increased frequencies of cochlin-specific T cells in patients with autoimmune sensorineural hearing loss. J Immunol 2006；177：4203-10.
9) Ikezono T, Shindo S, Li L, et al. Identification of a novel Cochlin isoform in the perilymph：insights to Cochlin function and the pathogenesis of DFNA9. Biochem Biophys Res Commun 2004；314：440-6.
10) Chance MR, Chang J, Liu S, et al. Proteomics, bioinformatics and targeted gene expression analysis reveals up-regulation of cochlin and identifies other potential biomarkers in the mouse model for deafness in Usher syndrome type 1F. Hum Mol Genet 2010；19：1515-27.
11) Bhattacharya SK, Rockwood EJ, Smith SD, et al. Proteomics reveal Cochlin deposits associated with glaucomatous trabecular meshwork. J Biol Chem 2005；280：6080-4.
12) Kemperman MH, Bom SJ, Lemaire FX, et al. DFNA9/*COCH* and its phenotype. Adv Otorhinolaryngol 2002；61：66-72.
13) Verhagen WI, Bom SJ, Fransen E, et al. Hereditary cochleovestibular dysfunction due to a *COCH* gene mutation (DFNA9)：a follow-up study of a family. Clin Otolaryngol Allied Sci 2001；26：477-83.
14) Fransen E, Verstreken M, Verhagen WI, et al. High prevalence of symptoms of Menière's disease in three families with a mutation in the *COCH* gene. Hum Mol Genet 1999；8：1425-9.
15) Usami S, Takahashi K, Yuge I, et al. Mutations in the *COCH* gene are a frequent cause of autosomal dominant progressive cochleo-vestibular dysfunction, but not of Meniere's disease. Eur J Hum Genet 2003；11：744-8.

10 *MYO7A*遺伝子変異による難聴

1 概説

　ミオシンはアクチンと複合体を形成し，ATPを加水分解することで得たエネルギーを機械的エネルギーに変換することにより収縮運動を行う，収縮タンパクである。ミオシンは，頭部のアミノ酸配列の違いで少なくとも20のクラスに分かれており，その1つである*MYO7A*遺伝子は，内耳では蝸牛の内・外有毛細胞，前庭のⅠ型・Ⅱ型有毛細胞に存在し，聴毛間の連結，エンドサイトーシス，膜のリサイクル機構に関与している可能性が示唆されている。

　*MYO7A*を原因遺伝子とする遺伝性難聴には，網膜色素変性症を伴う症候群性難聴のUsher症候群タイプ1B，非症候群性常染色体優性遺伝形式難聴DFNA11，非症候群性常染色体劣性遺伝形式難聴DFNB2の3つが挙げられる。この中でDFNA11は日本人家系で最初に同定され，その後アメリカ，オランダ，ドイツ，イタリア，中国から報告されている。

2 診断

1）臨床的特徴

　発症年齢は乳児期から20歳代で，両側進行性感音難聴を呈する。オージオグラムは左右対称で水平型あるいは高音漸傾型を示すが，低音域から始まることもある。最終的な難聴の程度は中等度から高度難聴が多い。補充現象は陽性，耳音響放射検査は反応を認めず，迷路性難聴の検査所見を示す。側頭骨CTでは異常を認めない。平衡障害の訴えはないが，自発眼振ならびに温度眼振の低下が認められる症例があり前庭障害も合併していると考えられる。内耳障害以外の臨床症状はなく，眼科的検査でも異常は認められない。

2）遺伝子診断

　日本人家系ではコイルドコイル構造部位のアミノ酸欠失が認められたが（表19），アメリカ，オランダ，イタリア，中国家系ではミオシン頭部のミスセンス変異（部位は全て異なる），ドイツ家系では頸部IQモチーフのミスセンス変異が同定されている。

表19 日本人難聴患者より見出された*MYO7A*遺伝子変異（*MYO7A*：NM_000260）

base change	aa change	Reference	遺伝形式
c.635G>A	p.R212H	Weil D et al., Nature. 1995；374：60-1.	AR（Usher Syndrome）
c.652G>A	p.D218N	Weil D et al., Nature. 1995；374：60-1.	AD
c.1477C>T	p.Q493X	Yoshimura H et al., PLoS One. 2014；9：e90688.	AR（Usher Syndrome）
c.1708C>T	p.R570X	Yoshimura H et al., PLoS One. 2014；9：e90688.	AR（Usher Syndrome）
c.2005C>T	p.R669X	Liu XZ et al., Am J Hum Genet. 1998；63：909-12.	AR（Usher Syndrome）
c.2074G>A	p.V692M	Yoshimura H et al., PLoS One. 2014；9：e90688.	AR（Usher Syndrome）
c.2115C>A	p.C705X	Yoshimura H et al., PLoS One. 2014；9：e90688.	AR（Usher Syndrome）
c.2311G>T	p.A771S	Nakanishi H et al., J Hum Genet. 2010；55：796-800.	AR（Usher Syndrome）
c.2656_2664del	p.886_888del	Liu XZ et al., Nat Genet. 1997；17：268-9.	AD
c.3508G>A	p.E1170K	Cuevas JM et al., Hum Mutat. 1999；14：181.	AR（Usher Syndrome）
c.3602G>C	p.C1201S	Yoshimura H et al., Int J Pediatr Otorhinolaryngol. 2013；77：298-302.	AR（Usher Syndrome）
c.3718C>T	p.R1240W	Cremers FP et al., J Med Genet. 2007；44：153-60. Epub 2006 Sep 8.	AR（Usher Syndrome）
c.3979G>A	p.E1327K	Nájera C et al., Hum Mutat. 2002；20：76-7.	AR（Usher Syndrome）
c.4482_4483insTG	p.N1494fs	Yoshimura H et al., PLoS One. 2014；9：e90688.	AR（Usher Syndrome）
c.5320T>C	p.F1774L	Yoshimura H et al., Int J Pediatr Otorhinolaryngol. 2013；77：298-302.	AR（Usher Syndrome）
c.6204_6205del	p.L2068fs	Yoshimura H et al., PLoS One. 2014；9：e90688.	AR（Usher Syndrome）
c.6321G>A	p.W2107X	Yoshimura H et al., PLoS One. 2014；9：e90688.	AR（Usher Syndrome）

（Yoshimura H et al., 2013, Yoshimura H et al., 2014 および Nishio and Usami Ann Otol Rhinol Laryngol. 2015 より改変）

3 治療　　エビデンスレベルⅤ，推奨グレードC1

補聴器装用，難聴が重度になれば人工内耳も適応となる。

参考文献

1) Liu XZ, Walsh J, Tamagawa Y, et al. Autosomal dominant non-syndromic deafness caused by a mutation in the myosin VIIA gene. Nat Genet 1997；17：268-9.
2) Tamagawa Y, Kitamura K, Ishida T, et al. A gene for a dominant form of non-syndromic sensorineural deafness（DFNA11）maps within the region containing the DFNB2 recessive deafness gene. Hum Mol Genet. 1996；5(6)：849-52.
3) Tamagawa Y, Ishikawa K, Ishikawa K, et al. Clinical presentation of DFNA11（*MYO7A*）. Adv Otorhinolaryngol 2002；61：79-84.
4) Tamagawa Y, Ishikawa K, Ishikawa K, et al. Phenotype of DFNA11, a nonsyndromic hearing loss caused by a myosin VIIA mutation. Laryngoscop 2002；112：292-7.

5) Street VA, Kallman JC, Kiemele KL. Modifier controls severity of a novel dominant low-frequency MyosinVIIA (*MYO7A*) auditory mutation. J Med Genet 2004 ; 41 : e62.
6) Luijendijk MW, Van Wijk E, Bischoff AM, et al. Identification and molecular modelling of a mutation in the motor head domain of myosin VIIA in a family with autosomal dominant hearing impairment (DFNA11). Hum Genet 2004 ; 115 : 149-56.
7) Bolz H, Bolz SS, Schade G, et al. Impaired calmodulin binding of myosin-7A causes autosomal dominant hearing loss (DFNA11). Hum Mutat 2004 ; 24 : 274-5.
8) Di Leva F, D'Adamo P, Cubellis MV, et al. Identification of a novel mutation in the myosin VIIA motor domain in a family with autosomal dominant hearing loss (DFNA11). Audiol Neurootol 2006 ; 11 : 157-64.
9) Sun Y, Chen J, Sun H, et al. Novel missense mutations in *MYO7A* underlying postlingual high- or low-frequency non-syndromic hearing impairment in two large families from China. J Hum Genet 2011 ; 56 : 64-70.

11 CRYM遺伝子変異による難聴

1 概説

　CRYM遺伝子は内耳に高発現する遺伝子の1つでありμ-crystallinをコードしている。CRYM遺伝子のmRNAは，蝸牛全回転のラセン靭帯とラセン板縁の繊維細胞に発現が認められ，免疫組織化学的検討ではラセン靭帯の線維細胞に強いシグナルが認められる。CRYM遺伝子がコードするμ-crystallinは，NADP-regulated thyroid hormone-binding proteinという甲状腺ホルモン結合タンパクであることがわかっており，甲状腺ホルモンを介して内耳の機能にかかわっている可能性が考えられている。In vitroの実験では，変異型μ-crystallinは甲状腺ホルモン（T3）と結合せず，聴覚の維持に必要な遺伝子の転写が行われない可能性が考えられている。

2 診断

1）臨床的特徴

　先天性〜小児期発症の両側感音難聴。聴力レベルは高度から中等度を示す。前庭機能障害や聴力悪化はない。非症候群性難聴である。

2）遺伝子診断

　CRYM遺伝子のエクソン8（最終エクソン）に2種類の変異が報告されている（表20）。変異を持つ家系は少なく，比較的稀な難聴原因遺伝子ではないかと考えられる。

表20　日本人難聴患者より見出されたCRYM遺伝子変異（CRYM：NM_001888）

base change	aa change	Reference	遺伝形式
c.945A＞T	p.X315Y	Abe S et al., Am J Hum Genet. 2003；72：73-82.	AD
c.941A＞C	p.K314T	Abe S et al., Am J Hum Genet. 2003；72：73-82.	AD

（Abe S et al., 2003より改変）

3 治療　　エビデンスレベルⅤ，推奨グレードC1

　補聴器，人工内耳を用いて療育を行う。内服による治療は行われていない。

参考文献

1) Abe S, Katagiri T, Saito-Hisaminato A, et al. Identification of CRYM as a candidate responsible for nonsyndromic deafness, through cDNA microarray analysis of human cochlear and vestibular tissues. Am J Hum Genet 2003；72：73-82.
2) Oshima A, Suzuki S, Takumi Y, et al. CRYM mutations cause deafness through thyroid hormone binding properties in the fibrocytes of the cochlea. J Med Genet 2006；43：e25.

12 *ACTG1*遺伝子変異による難聴

1 概説

　*ACTG1*遺伝子(DFNA20/26)は，常染色体優性遺伝形式をとる進行性難聴の原因遺伝子である．乳児期～40歳代発症の進行性難聴を呈し，高音域から徐々に難聴が進行し高音急墜型難聴となり，さらには重度難聴にいたるケースも報告されている．同一家系内で同じ変異であっても，難聴の程度や発症年齢が異なる場合があるため留意する必要がある．

　蝸牛における*ACTG1*遺伝子の発現は，内・外有毛細胞と外柱細胞，内柱細胞に限局している[4]．*ACTG1*遺伝子はγ-アクチンをコードしており，有毛細胞(とくにクチクラ板および聴毛)の形成および維持に関与していると考えられている[5,6]．また，詳細には聴毛の骨格であるF-アクチンのギャップ部位に存在しており，F-アクチンをつなぐ働きをしていると考えられている．

2 診断

1) 臨床的特徴

　*ACTG1*遺伝子変異による難聴の発症年齢は，乳児期～40歳代と様々である．難聴は進行性であり，高音域から徐々に難聴が進行し高音急墜型難聴となり，さらには重度難聴にいたる場合もある．多くの症例でめまいを認めず，前庭機能検査(カロリック検査，VEMP)は正常である．

2) 遺伝子診断

　日本人難聴患者より，*ACTG1*遺伝子に5種類のミスセンス変異が報告されている(**表21**)．変異を持つ家系は少なく，日本人難聴患者の0.45％程度と推測される．

表21　日本人難聴患者より見出された*ACTG1*遺伝子変異 (*ACTG1*：NM_001614)

base change	aa change	Reference	遺伝形式
c.895C>G	p.L299V	Miyagawa M et al., PLoS One. 2013；8：e75793.	AD
c.802G>A	p.G268S	Mutai H et al., Orphanet J Rare Dis. 2013；8：172.	AD
c.721G>A	p.E241K	Morín M et al., Hum Mol Genet. 2009；18：3075-89.	AD
c.353A>T	p.K118M	Zhu M et al., Am J Hum Genet. 2003；73：1082-91.	AD
c.142G>C	p.G48R	Miyagawa M et al., Ann Otol Rhinol Laryngol. 2015；124 Suppl 1：84S-93S.	AD

(Miyagawa M et al., 2013, Mutai H et al., 2013 および Nishio and Usami Ann Otol Rhinol Laryngol. 2015より改変)

| 3 | 治療 | エビデンスレベルⅣb～Ⅴ，推奨グレードB |

　*ACTG1*遺伝子変異による難聴は，高音域の難聴から発症し，徐々に高音急墜型に至るため残存聴力活用型人工内耳のよい適応である。発症初期は軽度から中等度の難聴であるため補聴器の適応となる。その後，難聴が進行し高音急墜型難聴となった場合には残存聴力活用型人工内耳を検討する。

参考文献

1) Morell RJ, Friderici KH, Wei S, et al. A new locus for late-onset, progressive, hereditary hearing loss DFNA20 maps to 17q25. Genomics 2000；63：1-6.
2) Zhu M, Yang T, Wei S, et al. Mutations in the gamma-actin gene (*ACTG1*) are associated with dominant progressive deafness (DFNA20/26). Am J Hum Genet 2003；73：1082-91.
3) van Wijk E, Krieger E, Kemperman MH, et al. A mutation in the gamma actin 1 (*ACTG1*) gene causes autosomal dominant hearing loss (DFNA20/26). J Med Genet 2003；40：879-84.
4) Furness DN, Katori Y, Mahendrasingam S, et al. Differential distribution of beta-and gamma-actin in guinea-pig cochlear sensory and supporting cells. Hear Res 2005；207：22-34.
5) Morín M, Bryan KE, Mayo-Merino F, et al. In vivo and in vitro effects of two novel gamma-actin (*ACTG1*) mutations that cause DFNA20/26 hearing impairment. Hum Mol Genet 2009；18：3075-89.
6) Khaitlina SY. Functional specificity of actin isoforms. Int Rev Cytol 2001；202：35-98.
7) Miyagawa M, Nishio SY, Ichinose A, et al. Mutational spectrum and clinical features of patients with *ACTG1* mutations identified by Massively parallel DNA sequencing. Ann Otol Rhinol Laryngol. 2015；124 Suppl 1：84S-93S.
8) de Heer AM, Huygen PL, Collin RW, et al. Audiometric and vestibular features in a second Dutch DFNA20/26 family with a novel mutation in *ACTG1*. Ann Otol Rhinol Laryngol 2009；118：382-90.
9) Miyagawa M, Nishio SY, Ikeda T, et al. Massively parallel DNA sequencing successfully identifies new causative mutations in deafness genes in patients with cochlear implantation and EAS. PLoS One 2013；8：e75793.

13 TMPRSS3遺伝子変異による難聴

1 概説

　TMPRSS3遺伝子は，Type Ⅱ transmembrane serine protease familyの1つで，内有毛細胞，外有毛細胞とラセン神経節に発現しており，epithelial sodium channel（ENaC）およびカリウムチャネル（KCNMA1）のプロセッシングに関与している[1]。常染色体劣性遺伝形式をとる進行性難聴の原因遺伝子であり，先天性の重度難聴を呈するDFNB10[2]と，言語習得後発症の進行性難聴を呈するDFNB8[3]の2つの表現型を示すことが報告されている。

　Tmprss3ノックアウトマウスでは生後12日から基底回転の有毛細胞の変性が始まり，徐々に頂回転まで進行するとされている[4]。また，ラセン神経節におけるneurotrophinのプロセッシングにも関与することが報告されている[5]。

2 診断

1）臨床的特徴

　TMPRSS3遺伝子変異による難聴は先天性の重度難聴を呈するDFNB10[2]と，言語習得後発症の進行性難聴を呈するDFNB8[3]の2つの表現型を示す。

　難聴は進行性であり，高音域から徐々に難聴が進行し高音急墜型難聴となり，さらには重度難聴にいたるケースが多い。

　随伴する耳症状としては耳鳴の合併が多いが，めまいは認めない。

2）遺伝子診断

　日本人難聴患者より，ナンセンス変異1種類と5種類のミスセンス変異，1種類のスプライシング変異が報告されている（表22）。

表22 日本人難聴患者より見出されたTMPRSS3遺伝子変異（TMPRSS3：NM_024022）

base change	aa change	Reference	遺伝形式
c.778G>A	p.A387T	Miyagawa M et al., PLoS One. 2013；8：e75793.	AR
c.647G>T	p.W343L	Miyagawa M et al., Ann Otol Rhinol Laryngol. 2015；124 Suppl 1：193-204S.	AR
c.771C>G	p.H257Q	Miyagawa M et al., Ann Otol Rhinol Laryngol. 2015；124 Suppl 1：193-204S.	AR
c.617-4_-3dupAT	p.T205fs	Miyagawa M et al., Ann Otol Rhinol Laryngol. 2015；124 Suppl 1：193-204S.	AR
c.607C>T	p.Q203X	Miyagawa M et al., PLoS One. 2013；8：e75793.	AR
c.554A>T	p.H185L	Miyagawa M et al., PLoS One. 2013；8：e71381.	AR
c.280G>A	p.G94R	Miyagawa M et al., Ann Otol Rhinol Laryngol. 2015；124 Suppl 1：193-204S.	AR
c.212T>C	p.F71S	Miyagawa M et al., Ann Otol Rhinol Laryngol. 2015；124 Suppl 1：193-204S.	AR

（Miyagawa M et al., 2013およびMiyagawa et al., 2015より改変）

3 治療　　エビデンスレベルⅡ～Ⅳb，推奨グレードB

　TMPRSS3遺伝子変異による難聴は，高音域の難聴から発症し，徐々に高音急墜型に至るため，残存聴力活用型人工内耳のよい適応である．進行性の経過をたどる場合が多いため，定期的にマッピングを行うことが必要となる．

参考文献

1) Scott HS, Kudoh J, Wattenhofer M, et al. Insertion of beta-satellite repeats identifies a transmembrane protease causing both congenital and childhood onset autosomal recessive deafness. Nat Genet 2001；27：59-63.
2) Bonné-Tamir B, DeStefano AL, Briggs CE, et al. Linkage of congenital recessive deafness (gene DFNB10) to chromosome 21q22.3. Am J Hum Genet 1996；58：1254-9.
3) Veske A, Oehlmann R, Younus F, et al. Autosomal recessive non-syndromic deafness locus (DFNB8) maps on chromosome 21q22 in a large consanguineous kindred from Pakistan. Hum Mol Genet 1996；5：165-8.
4) Fasquelle L, Scott HS, Lenoir M, et al. Tmprss3, a transmembrane serine protease deficient in human DFNB8/10 deafness, is critical for cochlear hair cell survival at the onset of hearing. J Biol Chem 2011；286：17383-97.
5) Guipponi M, Vuagniaux G, Wattenhofer M, et al. The transmembrane serine protease (TMPRSS3) mutated in deafness DFNB8/10 activates the epithelial sodium channel (ENaC) in vitro. Hum Mol Genet 2002；11：2829-36.
6) Wattenhofer M1, Di Iorio MV, Rabionet R, et al. Mutations in the TMPRSS3 gene are a rare cause of childhood nonsyndromic deafness in Caucasian patients. J Mol Med (Berl). 2002；80：124-31.
7) Miyagawa M, Nishio SY, Sakurai Y, et al. The patients associated with TMPRSS3 mutations are good candidates for electric acoustic stimulation. Ann Otol Rhinol Laryngol 2015；124 Suppl 1：193S-204S.
8) Eppsteiner RW, Shearer AE, Hildebrand MS, et al. Prediction of cochlear implant performance by genetic mutation：the spiral ganglion hypothesis. Hear Res 2012；292：51-8.
9) Miyagawa M, Nishio SY, Ikeda T, et al. Massively parallel DNA sequencing successfully identifies new causative mutations in deafness genes in patients with cochlear implantation and EAS. PLoS One 2013；8：e75793.

14 症候群性の難聴を伴う疾患

14-1 Usher症候群

1 概説

　Usher症候群は，両側感音難聴と遅発性の網膜色素変性症を呈する常染色体劣性遺伝形式をとる疾患である。難聴の程度は軽〜最重度難聴まで幅が大きく，自覚症状を伴わない例もある。網膜色素変性に関しては思春期前後より夜盲などの自覚症状が現れ，徐々に視野狭窄が進行する。罹患者頻度は10万人に3.0〜6.2人程度と，報告により多少ばらつきはあるものの希少である。

　原因遺伝子としては現在までに10種類同定されている。また，*USH2A*の修飾遺伝子として*PDZD7*が報告されている。原因遺伝子はそれぞれ異なるクラスやファミリーからなるタンパク質をコードしているが，内耳や網膜においてそれぞれのタンパク質が複合体・ネットワークを形成していることが明らかとなってきている。病態に関しては感音難聴と網膜色素変性症を伴うことから，その障害部位は内耳（とくに有毛細胞）と網膜（とくに桿体細胞）の障害であると考えられており，内耳と網膜に共通する疾患発症メカニズムと，内耳特有の疾患発症メカニズムの組み合わせによる発症が推定されている。

1）自覚症状
- 夜盲，視野狭窄，視力低下などの視覚障害：網膜色素変性症
- 両側性感音難聴，めまいなどの耳症状：蝸牛，前庭症状

2）臨床検査所見
(1) 網膜色素変性症に関する所見
- 眼底所見：網膜血管狭小，粗糙胡麻塩状網膜，骨小体様色素沈着，多発する白点など
- 網膜電図所見：振幅低下または消失
- 蛍光眼底造影所見：網膜色素上皮萎縮による過蛍光

(2) 感音難聴に関する所見
- 純音聴力閾値検査（気導・骨導）の閾値上昇
- 中枢性難聴，ANSD，伝音難聴など他の疾患が否定できる

3) 疾患のタイプ分類

(1) Usher症候群 タイプ1
先天性の高度〜重度難聴を呈す。両側前庭機能障害を伴う例が多く，視覚症状は10歳前後より生じる。

(2) Usher症候群 タイプ2
先天性の高音障害型難聴を呈する。視覚症状は思春期以降に生じることが多い。前庭機能は正常である例が多い。

(3) Usher症候群 タイプ3
進行性の難聴を呈し，前庭機能障害の有無，および視覚症状の発症時期は様々である。

2 診断

とくにUsher症候群タイプ1は新生児・幼小児期に難聴のみを認め，視覚障害による自覚症状は10歳前後からみられるため，新生児・幼小児期に臨床的に診断することは困難である。そのため早期診断のためには遺伝子診断が有用となる。また，先天性または乳幼児期から難聴を認めた児においては，平衡機能障害（独歩開始の遅れ，ふらつき）や夜盲を疑う症状がみられたらUsher症候群も考慮することが重要である。網膜色素変性症の初期には眼底所見や視野検査では異常を認めない場合もあるため，早期診断には網膜電図（electroretinography：ERG）が有用である。

一方，Usher症候群タイプ2およびタイプ3は，中等度難聴となるため難聴の自覚症状が乏しく，眼科で網膜色素変性症のみのフォローを受けている場合があるため，積極的に聴覚検査を実施していくことが重要である。

1) 聴覚障害に対する検査

聴覚障害に対する検査としては標準純音聴力検査を用いるのが一般的であるが，Usher症候群タイプ1の場合には生下時より高度難聴を呈するため，条件詮索反応聴力検査（COR）検査や遊戯聴力検査（play audiometry）を実施できる年齢となるまでは，聴性脳幹反応（ABR），聴性定常反応（ASSR）を用いた検査を行うのが一般的である。また，近年では自動ABRを用いた新生児聴覚スクリーニング検査が普及しているため，Usher症候群タイプ1症例は新生児聴覚スクリーニングで要精査と判定される場合が多い。また，内耳性難聴であるので耳音響放射（OAE）の反応も認められない。

一方，Usher症候群タイプ2およびタイプ3は中等度難聴の場合もあり，難聴に関しては自覚症状に乏しい場合がある。網膜色素変性症患者を精査して初めて難聴の随伴が明らかとなるケースも見られるため，聴力検査によるスクリーニングも必須である。中等度難聴，進行性難聴の場合には，難聴の発見が遅れる傾向にあるので注意を要する。

2) 平衡機能に対する検査

　Usher症候群タイプ1では前庭機能障害を伴うケースが多いのに対して，タイプ2では伴わないとされる。またタイプ3では，前庭機能障害を伴う場合と伴わない場合がある。網膜色素変性症患者でめまい，ふらつきの自覚症状を伴う割合は高く，40.5％に認められたとの報告がある。しかしながら，前庭機能障害の場合には，めまいの自覚の有無と前庭機能障害とは必ずしも一致しないことが指摘されており，前庭機能検査の実施が必要である。

　前庭機能障害の評価法は，一般的にはカロリックテストが行われている。カロリックテストは日本めまい平衡医学会の指針に従い評価することが望ましい。

　網膜色素変性症による視野狭窄が進行すると，正確な眼球運動の校正（キャリブレーション）が困難となるため，カロリックテストによる最大緩徐相速度の算出が困難となる場合が多い。また，新生児・幼児に施行する事も手技上困難である。幼小児に実施できる前庭機能評価法には回転椅子検査などがあるが，Usher症候群における指針は定まっておらず，今後の課題と考えられる。

3) 眼科の検査

　網膜色素変性症に関しては，思春期前後ごろより暗い所で物が見にくい夜盲をみとめ，その後視野狭窄を伴ってくるため早期診断は困難な場合が多い。また，周辺部より変性が進むが，中心視力は比較的保たれるため，通常実施されている視力検査では異常を認めない場合が多い。

　網膜色素変性症の診断は，眼底検査で網膜血管狭小・粗糙胡麻塩状網膜・骨小体様色素沈着を認める場合，蛍光眼底造影所見で網膜萎縮に伴う過蛍光を認める，また視野検査による視野狭窄を認めることで診断される。しかし，初期の段階では病変が乏しく判定が困難となるため，早期に網膜色素変性症を診断するためにはERG検査が有用である。しかし幼小児では鎮静下で実施する必要があること，また，Usher症候群では網膜色素変性症は難聴よりも遅れて発症してくるが，臨床的に先天性高度難聴を有する全ての新生児・幼児期にERGを実施することは事実上不可能であるため，Usher症候群による網膜色素変性症の早期診断は非常に困難である。

4) 遺伝子診断

　Usher症候群の原因遺伝子としては，現在までに10種の原因遺伝子が知られているが，本邦においては遺伝子解析はほとんどなされておらず，その実態は不明であった。平成22～24年度厚生労働科学研究「Usher症候群に関する調査研究班」が，全国の共同研究施設よりUsher症候群患者のDNAサンプルを取得し遺伝子解析を行った結果，本邦においても海外と同様にUsher症候群タイプ1症例より原因遺伝子として頻度の高い*MYO7A*，*CDH23*，*PCDH15*，Usher症候群タイプ2症例より*USH2A*，タイプ3症例から*CLRN1*遺伝子変異が同定された（**表23**）。また，本邦で認められた原因遺伝子の頻度は海外と類似しており，発症に関与する遺伝子の種類と頻度は国内外で同一であることを明らかにし

た。しかしながら，検出された変異の種類は諸外国とは異なっており，民族特異性があることが明らかとなった。また，Usher症候群の原因遺伝子変異はおおよそ80％の症例で見出されること，遺伝子変異が検出された症例の中では，臨床的タイプ分類と遺伝子によるタイプ分類が矛盾するケースは見られなかったことより，遺伝子診断が正確なタイプ分類のためにも有用であることが示唆される。

　また，耳鼻咽喉科受診時には網膜色素変性症を呈していない非症候群性感音難聴症例96例に関しても同様に遺伝子解析を実施した結果，1例より*MYO7A*の遺伝子変異が同定された。この症例では遺伝子診断の後に，眼科的な精査を行うことで網膜色素変性症の診断がなされており，夜盲などの自覚症状が出現する前にUsher症候群の早期診断が可能な手法として，遺伝子診断が非常に有用である。

　とくに重症度の最も高いUsher症候群タイプ1症例に関しては，生下時より高度の感音難聴を呈するのに対して，網膜色素変性症は10歳前後より遅れて発症することが知られているため，生下時〜10歳頃までは非症候群性の高度感音難聴としてフォローされていると考えられる。疫学的には先天性の高度感音難聴は新出生児1,000人に1人とされており，Usher症候群タイプ1の罹患者頻度は10万人に0.6人程度とされているため，先天性高度難聴児のおおよそ200人に1人程度の割合でUsher症候群タイプ1の患者が混在している可能性が考えられる。遺伝子診断はUsher症候群の早期診断の唯一有効なツールであるため，今後，先天性高度感音難聴児を対象にしたスクリーニング検査が普及していくと考えられる。保険診療外の遺伝子診断に関してはⅡ総論p70の連絡先を参考にされたい。

5）除外診断，その他の症状の精査（腎機能障害，糖尿病，肥満，運動/知覚神経障害の有無の確認）

　視聴覚障害を伴う疾患のうち約50％がUsher症候群によるものとされるが，残りの50％はUsher症候群以外の視聴覚障害を示す疾患と報告されている（Bardet-Biedl症候群，Alstrom症候群，PHARCなど）。Usher症候群以外の疾患では，腎機能障害，糖尿病，肥満，多指症，運動/知覚神経障害，てんかんなどの随伴症状を伴うことが知られているため，必要な検査を行い除外診断を行う。

　鑑別診断においても，随伴症状にバリエーションがあるため，前述の遺伝子診断が有用であることが示唆されている。

表23　日本人Usher症候群患者に認められる原因遺伝子変異

gene	Ref Seq	base change	aa change	Reference	遺伝形式
MYO7A	NM_000260	c.448C＞T	p.R150X	Weil D et al., Nature. 1995；374：60-1.	AR（USH1B）
		c.635G＞A	p.R212H	Weil D et al., Nature. 1995；374：60-1.	AR（USH1B）
		c.1477C＞T	p.Q493X	Yoshimura H et al., PLoS One. 2014；9：e90688.	AR（USH1B）
		c.1617dupC	p.I539fs	Bharadwaj AK et al., Exp Eye Res. 2000；71：173-81.	AR（USH1B）
		c.1708C＞T	p.R570X	Yoshimura H et al., PLoS One. 2014；9：e90688.	AR（USH1B）
		c.2005C＞T	p.R669X	Liu XZ et al., Am J Hum Genet. 1998；63：909-12.	AR（USH1B）
		c.2074G＞A	p.V692M	Yoshimura H et al., PLoS One. 2014；9：e90688.	AR（USH1B）
		c.2115C＞A	p.C705X	Yoshimura H et al., PLoS One. 2014；9：e90688.	AR（USH1B）
		c.2311G＞T	p.A771S	Nakanishi H et al., J Hum Genet. 2010；55：796-800.	AR（USH1B）
		c.3508G＞A	p.E1170K	Cuevas JM et al., Hum Mutat. 1999；14：181.	AR（USH1B）
		c.3602G＞C	p.C1201S	Yoshimura H et al., Int J Pediatr Otorhinolaryngol. 2013；77：298-302.	AR（USH1B）
		c.3718C＞T	p.R1240W	Cremers FP et al., J Med Genet. 2007；44：153-60. Epub 2006 Sep 8.	AR（USH1B）
		c.3979G＞A	p.E1327K	Nájera C et al., Hum Mutat. 2002；20：76-7.	AR（USH1B）
		c.4482_4483insTG	p.N1494fs	Yoshimura H et al., PLoS One. 2014；9：e90688.	AR（USH1B）
		c.5320T＞C	p.F1774L	Yoshimura H et al., Int J Pediatr Otorhinolaryngol. 2013；77：298-302.	AR（USH1B）
		c.5648G＞A	p.R1883Q	Ouyang XM et al., Hum Genet. 2005；116：292-9.	AR（USH1B）
		c.6028G＞A	p.D2010N	Jacobson SG et al., Invest Ophthalmol Vis Sci. 2009；50：1886-94.	AR（USH1B）
		c.6204_6205del	p.L2068fs	Yoshimura H et al., PLoS One. 2014；9：e90688.	AR（USH1B）
		c.6321G＞A	p.W2107X	Yoshimura H et al., PLoS One. 2014；9：e90688.	AR（USH1B）
CDH23	NM_052836	c.3566delG	p.R1189fs	Yoshimura H et al., PLoS One. 2014；9：e90688.	AR（USH1D）
		c.5779_5780del	p.S1927fs	Yoshimura H et al., PLoS One. 2014；9：e90688.	AR（USH1D）
		c.5821-2A＞G	－	Baux D et al., Hum Mutat. 2008；29：E76-87.	AR（USH1D）
		c.6319C＞T	p.R2107X	Bork JM et al., Am J Hum Genet. 2001；68：26-37.	AR（USH1D）
PCDH15	NM_033056	c.3739G＞A	p.V1247M	Yoshimura H et al., PLoS One. 2014；9：e90688.	AR（USH1F）
		c.3352G＞T	p.E1118X	Yoshimura H et al., PLoS One. 2014；9：e90688.	AR（USH1F）
		c.2971G＞T	p.G991X	Roux AF et al., J Med Genet. 2006；43：763-8.	AR（USH1F）
		c.1021C＞T	p.R341X	Yoshimura H et al., PLoS One. 2014；9：e90688.	AR（USH1F）
		c.173-1G＞A	－	Yoshimura H et al., PLoS One. 2014；9：e90688.	AR（USH1F）

表23 続き

gene	Ref Seq	base change	aa change	Reference	遺伝形式
USH2A	NM_206933	c.13832C>T	p.A4611V	Nakanishi H et al., Clin Genet. 2009 ; 76 : 383-91.	AR (USH2A)
		c.13576C>T	p.R4526X	Nakanishi H et al., J Hum Genet. 2011 ; 56 : 484-90.	AR (USH2A)
		c.12708T>A	p.C4236X	Nakanishi H et al., J Hum Genet. 2011 ; 56 : 484-90.	AR (USH2A)
		c.12431delC	p.A4144fs	Mutai H et al., Orphanet J Rare Dis. 2013	AR
		c.11240A>G	p.Y3747C	Nakanishi H et al., Clin Genet. 2009 ; 76 : 383-91.	AR (USH2A)
		c.10712C>T	p.T3571M	Aller E et al., J Med Genet. 2006 ; 43 : e55.	AR (USH2A)
		c.10544A>G	p.D3515G	Nakanishi H et al., Clin Genet. 2009 ; 76 : 383-91.	AR (USH2A)
		c.9882C>G	p.C3294W	Nishiguchi KM et al., Proc Natl Acad Sci U S A. 2013 ; 110 : 16139-44.	AR (RP)
		c.9469C>T	p.Q3157X	Nakanishi H et al., J Hum Genet. 2011 ; 56 : 484-90.	AR (USH2A)
		c.9449G>A	p.W3150X	Nakanishi H et al., Clin Genet. 2009 ; 76 : 383-91.	AR (USH2A)
		c.9165_9168del	p.I3055fs	Nakanishi H et al., J Hum Genet. 2011 ; 56 : 484-90.	AR (USH2A)
		c.8559-2A>G	-	Dai H et al., Mol Vis. 2008 ; 14 : 2067-75. Epub 2008 Nov 17.	AR (USH2A)
		c.8254G>A	p.G2752R	Nakanishi H et al., Clin Genet. 2009 ; 76 : 383-91.	AR (USH2A)
		c.7883delC	p.P2628fs	Nakanishi H et al., Clin Genet. 2009 ; 76 : 383-91.	AR (USH2A)
		c.6485+5G>A	-	Nakanishi H et al., Clin Genet. 2009 ; 76 : 383-91.	AR (USH2A)
		c.6235A>T	p.K2079X	Nakanishi H et al., J Hum Genet. 2011 ; 56 : 484-90.	AR (USH2A)
		c.5329C>T	p.R1777W	Nakanishi H et al., J Hum Genet. 2011 ; 56 : 484-90.	AR (USH2A)
		c.5158delC	p.L1720X	Nakanishi H et al., Clin Genet. 2009 ; 76 : 383-91.	AR (USH2A)
		c.4104_4106del	p.I368_1369del	Nakanishi H et al., Clin Genet. 2009 ; 76 : 383-91.	AR (USH2A)
		c.3891delT	p.F1297fs	Nakanishi H et al., Clin Genet. 2009 ; 76 : 383-91.	AR (USH2A)
		c.2072G>A	p.C691Y	Nakanishi H et al., Clin Genet. 2009 ; 76 : 383-91.	AR (USH2A)
		c.1840+1G>A	-	Nakanishi H et al., J Hum Genet. 2011 ; 56 : 484-90.	AR (USH2A)
		c.538T>C	p.S180P	Nakanishi H et al., Clin Genet. 2009 ; 76 : 383-91.	AR (USH2A)
GPR98	NM_032119	c.9464C>A	p.A3155D	Moteki H et al., Ann Otol Rhinol Laryngol. 2015 ; 124 Suppl 1 : 123-8S.	AR (USH2C)
		c.16604_16611del	p.S5535fs	Moteki H et al., Ann Otol Rhinol Laryngol. 2015 ; 124 Suppl 1 : 123-8S.	AR (USH2C)
CLRN1	NM_174878	c.606T>G	p.N202K	Yoshimura H et al., Ann Otol Rhinol Laryngol. 2015 ; 124 Suppl 1 : 94-9S.	AR (USH3)

(Referenceの各文献 および Nishio and Usami Ann Otol Rhinol Laryngol. 2015より改変)

| 3 | 治療 | エビデンスレベルⅣb〜Ⅴ，推奨グレード：網膜色素変性症C1，感音難聴：B |

1）網膜色素変性症に対する治療方針

網膜色素変性症に対する有効な治療法は確立されていない。進行を抑えることを期待し，ビタミンA，循環改善薬などの内服薬が用いられるが，その効果は証明されていない。また，遮光眼鏡の使用が暗順応障害や進行予防に有効との報告もあるが，その効果も証明されていない。

現時点では，網膜色素変性症に対する有効な治療法が確立していないため，視機能低下に対する理解の促進と，視機能低下に対応した拡大鏡などの各種補助器具の利用や，視野によらないコミュニケーション手法の確立，パソコンなどの利用により，残存する視野を有効に使い生活を工夫するロービジョンケアが重要である。

また，先進的な取り組みとしては，網膜神経保護因子の遺伝子導入，遺伝子導入による遺伝子治療，網膜幹細胞移植，人工網膜の開発などが行われているが，現時点で安全性評価試験あるいは有効性評価試験の段階であり臨床応用までには時間が必要な状況である。しかしながら，Usher症候群タイプ1の中で最も頻度の高い*MYO7A*遺伝子変異に対し，*MYO7A*遺伝子を導入することで遺伝子治療を目指す臨床治験が米国で開始されており，今後の遺伝子診断を用いた早期診断手法の確立とともに治療法の確立が期待されている状況である。

2）感音難聴に対する治療方針

感音難聴に関しては，障害部位が内耳の有毛細胞に限局しており，聴神経〜中枢の聴覚伝導路には障害がないと考えられるため，人工内耳が有効である。とくに，先天性の高度難聴を呈するUsher症候群タイプ1症例に対しては補聴器での聴取は困難であり，その効果は限定的であると考えられるため，早期からの人工内耳装用により大幅に聴取能の向上が期待できる。また，将来的に網膜色素変性症が進行して社会的失明となる可能性を考慮し，早期からの両側人工内耳装用により聴覚情報を担保することが，QOL向上のために有用であると考えられる。

一方，中等度難聴となるUsher症候群タイプ2に関しては，難聴の自覚を伴わない場合があるため，難聴の自覚の有無にかかわらず網膜色素変性症に罹患した患者の聴力検査を行うことが望ましい。その後，聴力に応じて補聴器・人工内耳を装用することで，聴取能の向上が可能である。

また，Usher症候群タイプ3に関しては，進行性の難聴となることが特徴であるため，定期的な聴力検査と補聴器の調整を行い，聴取能を担保するとともに，将来的に網膜色素変性症が進行することを予測し，難聴の程度に応じて人工内耳装用により聴覚情報を担保することがQOL向上のために有用であると考えられる。

参考文献

1) Yan D, Liu XZ. Genetics and pathological mechanisms of Usher syndrome. J. Hum. Genet. 2010；55：327-35.
2) 吉村豪兼，岩崎聡，中西啓，他．Usher症候群の全国アンケート調査結果の検討．Otology Japan. 2012；22：40-5.
3) Kimberling WJ, Hildebrand MS, Shearer AE, et al. Frequency of Usher syndrome in two pediatric populations：Implications for genetic scleening of deaf and hard of hearing children. Genet Med. 2010；12：512-6.
4) Yoshimura H, Iwasaki S, Kanda Y, et al. An Usher syndrome type 1 patient diagnosed before the appearance of visual symptoms by *MYO7A* mutation analysis. Int. J. Pediatr. Otorhinolaryngol. 2013；77：298-302.
5) Liu XZ, Angeli SI, Rajput K, et al. Cochlear implantation inindividuals with Usher type1 syndrome. Int. J. Pediatr. Otorhinolaryngol. 2008；72(6)：841-7.
6) 岩崎聡，名倉三津佳，峯田周幸，他．網膜色素変性症とめまいの自覚—全国アンケート調査結果—．Equilibrium Res. 2013；72：467-71.
7) 吉村豪兼，岩崎聡，熊川孝三，他.：Usher症候群タイプ1の原因遺伝子と前庭機能評価についての検討．Otology Japan. 2012；22：40-6.
8) Yoshimura H, Iwasaki S, Nishio SY, et al. Massively parrallel DNA sequencing facilitates diagnosis of patients with Usher syndrome type1. Plos One. 2014；9：e90688.
9) Nakanishi H, Ohtsubo M, Iwasaki S, et al. Identification of 11 novel mutations in *USH2A* among Japanese patients with Usher syndrome type2. Clin. Genet. 2009；76：383-91.

14-2 Alport症候群

1 概説

血尿を伴う慢性腎炎と進行性感音難聴を有する症候群として，1927年にAlportが報告した症候群である。発生頻度は5,000人に1人程度であり，9割程度がX連鎖性優性遺伝形式をとるとされる[1, 2]。

Alport症候群の病因は，Ⅳ型コラーゲンの遺伝子変異によるとされており，原因遺伝子として，*COL4A5*（X連鎖型），*COL4A3*（常染色体優性/劣性遺伝型），*COL4A4*（常染色体優性/劣性遺伝型）が報告されている[2]。

2 診断

1）臨床的特徴

臨床的には，①血尿，腎疾患の家族歴，②腎生検での電顕所見で腎糸球体基底膜の網目状変化を確認する，③特有の眼球所見（前円錐水晶体・白内障・高度近視等），④進行性の感音難聴のうち，3症状がそろう場合にAlport症候群と診断する[1-3]。

2）遺伝子診断

COL4A3，*COL4A4*，*COL4A5*の遺伝子変異が確認されることで確定診断となる。

＊現時点（2016年1月現在）では，保険診療外の検査に関してはⅡ総論のp70参照。

3 治療 エビデンスレベルⅥ，推奨グレードC1

約半数の症例に両側進行性感音難聴が小児・思春期に出現するとされる。主に高音障害型感音難聴が多い。一般的には，補聴器による治療が行われており，人工内耳を行ったという報告は少ない。

また，最初の症状が難聴である場合も多く，耳鼻科を受診した患者で腎疾患や眼症状が疑われる場合には小児科や眼科への紹介が必要である。腎炎進行の機序は明らかになっておらず，多くは青年期までに腎不全に至る。末期腎不全に至り，透析や腎移植が必要になることがある[3]。

参考文献

1) Kruegel J, Rubel D, Gross O. Alport syndrome-insights from basic and clinical research. Nat Rev Nephrol 2013；9：170-8.
2) Lemmink HH, Schröder CH, Monnens LA, et al. The clinical spectrum of type IV collagen mutations. Hum Mutat 1997；9：477-99.
3) 岡　政史, 野津寛大, 飯島一誠, 他. 常染色体性Alport症候群. 日本小児腎臓病学会雑誌 2010；23：8-12.

14-3 *EYA1*遺伝子変異による難聴（BOR症候群）

1　概説

　鰓弓耳腎（branchio-oto-renal：BOR）症候群は，1975年にMelnickら[1]により報告された鰓原性奇形（branchiogenic dysplasia：側頸瘻，耳瘻孔，外耳奇形など），難聴（otodysplasia：内耳奇形，中耳奇形など），腎形成不全（renal dysplasia）を特徴とする症候群で，常染色体優性遺伝を示すまれな疾患である。欧米では出生4万人あたり1人に見られるとされ[2]，本邦においても数家系の報告がある[3-5]。本症候群の亜型として，腎形成不全を伴わないものをbranchio-oto（BO）syndromeと呼ぶ。原因として，最も多いのが*EYA1*遺伝子の変異によるもので[6]，そのほか*SIX1, SIX5, SIX6, SALL1*[7-9]などの遺伝子が原因とされているが，いまなおBOR症候群の発症機序は未解明の部分が多い。

2　診断

1）臨床的特徴

主症状
- 第2鰓弓奇形：鰓溝性瘻孔あるいは鰓溝性嚢胞がある。鰓溝性瘻孔は胸鎖乳突筋の前方で，通常は頸部の下方1/3の部位の微小な開口。鰓溝性嚢胞は胸鎖乳突筋の奥で，通常は舌骨の上方に触知する腫瘤。
- 難聴：程度は軽度から高度まで様々であり，種類も伝音難聴，感音難聴，混合性難聴のいずれもありうる。
- 耳小窩（耳輪の前方，耳珠の上方の陥凹），耳介奇形（耳介上部の欠損），外耳，中耳，内耳の奇形（※参考所見），副耳のうち1つ以上。
- 腎奇形：腎無形成，腎低形成，腎異形成，腎盂尿管移行部狭窄，水腎症，膀胱尿管逆流症，多嚢胞性異形成腎など。

　※参考所見
　1　外耳道奇形（外耳道閉鎖，狭窄）
　2　中耳奇形（耳小骨の奇形，変位，脱臼，固着。中耳腔の狭小化，奇形）
　3　内耳奇形（蝸牛低形成，蝸牛小管拡大，前庭水管拡大，外側半規管低形成）

2）遺伝子診断

　*EYA1*もしくは*SIX1*に病原性のある変異を認める。常染色体優性遺伝形式をとり，*EYA1*遺伝子変異が約40％の頻度で認められる[6]。*SIX1, SIX5, SIX6, SALL1*遺伝子変異も原因のひとつであるが極めて頻度は低い[7-9]。半数以上の症例では，原因遺伝子は依然として不明である[10]。

＊現時点（2016年1月現在）では，保険診療外の検査に関してはⅡ総論のp70参照。

3）診断のカテゴリー

以下の①または②を鰓耳腎（BOR）症候群と診断する。いずれの場合であっても，BOR症候群と同様の徴候を示す他の多発奇形症候群は除外する（Townes-Brocks症候群，チャージ症候群，22q11.2欠失症候群など）。

①家族歴のない患者では，主症状を3つ以上，もしくは2つ以上でかつ遺伝子診断されたもの。
②一親等に家族歴のある患者では，主症状を1つ以上でかつ遺伝子診断されたもの。

3 治療　　エビデンスレベルV，推奨グレードC1

先天性高度難聴に対しては補聴器装用や人工内耳，腎不全に進行した場合には，透析や腎移植が必要となる。頸瘻・耳瘻孔などに感染を繰り返す場合には瘻孔切除術を行う。耳科領域においては，頻度は必ずしも高くはないが本疾患に先天性真珠腫の合併の報告があり[3,11]，慎重な観察が必要である。

参考文献

1) Melnick M, Bixler D, Silk K, et al. Autosomal dominant Branchiootorenal dysplasia. Birth Defects Orig Artic Ser 1975；11：121-8.
2) Fraser FC, Sproule JR, Halal F. Frequency of the branchio-oto-renal (BOR) syndrome in children with profound hearing loss. Am J Med Genet 1980；7：341-9.
3) Kusano H, Murai K, Chiba H, et al. Three cases of branchio-oto renal dysplasia. Otol Jpn 1997；7：1-7.
4) Usami S, Abe S, Shinkawa H, et al. *EYA1* nonsense mutation in a Japanese branchio-oto-renal syndrome family. J Hum Genet 1999；44：261-5.
5) Fukuda S, Kuroda T, Chida E, et al. A family affected by branchio-oto syndrome with *EYA1* mutations. Auris Nasus Larynx 2001；28 Suppl：S7-11.
6) Abdelhak S, Kalatzis V, Heilig R, et al. A human honologue of the Drosophila eyes absent gene underlies branchio-oto-renal (BOR) syndrome and identifies a novel gene family. Nat Genet 1997；15：157-64.
7) Ruf RG, Xu PX, Silivius D, et al. *SIX1* mutations cause branchio-oto-renal syndrome by disruption of EYA1-SIX1-DNA complexes. Proc Natl Acd Sci U S A 2004；101：8090-5.
8) Hoskins BE, Cramer CH, Silvius D, et al. Transcription factor *SIX5* is mutated in patients with branchio-oto-renal syndrome. Am J Hum Genet 2007；80：800-4.
9) Kochhar A, Orten DJ, Sorensen JL, et al. *SIX1* mutation screening in 247 branchio-oto-renal syndrome families：a recurrent missense mutation associated with BOR. Hum Mutat 2008；29：565.
10) Milunsky JM, Maher TM, Zhao G, et al. Genotype-phenotype analysis of the branchio-oculo-facial syndrome. Am J Med Genet Part A 2010；155A：22-32.
11) Lipkin AF, Coker NJ, Jenkins HA. Hereditary congenital cholesteatoma. Arch Otolaryngol Head Neck Surg 1986；112：1097-100.

14-4 *NOG*遺伝子変異による難聴

1 概説

　*NOG*遺伝子のコードするnogginは，骨誘導因子（bone morphogenetic protein：BMP）に拮抗的に作用し，骨形成や関節形成に重要な役割を果たす調節因子である。*NOG*遺伝子は17番染色体長腕領域にあり，同部の遺伝子変異は骨や関節の形成異常をもたらす[1]。

　四肢末節骨の癒合，半円柱状外鼻，アブミ骨固着による伝音難聴，遠視など多彩な臨床症状を呈する遺伝性疾患が報告されてきた[2]。これまで種々の症候群の名称が用いられてきたが，症状がオーバーラップするため疾患概念の整理が求められており[3]，近年の遺伝子解析から，*NOG*遺伝子変異による症候群を包括的に取扱う名称として，*NOG*-related-symphalangism spectrum disorder（*NOG*-SSD）が提唱されている[4]。

　伝音難聴の浸透率は報告により差がある。BDB2の難聴の詳細な検討はなく，TCCでは伝音難聴は少ないとされる。一方SYM1，SYNS1，SABTTにおいてアブミ骨固着による伝音難聴は特徴的所見である[5]。

- 指短縮症B2型：brachydactyly, type B2（BDB2）
- 多発性骨癒合症候群1：multiple synostosis syndrome 1（SYNS1）
- 幅広い拇指と拇趾を伴うアブミ骨固着症：stapes ankylosis with broad thumb and toes（SABTT）
- 近位指骨癒合症：proximal symphalangism（SYM1）
- 手根・足根骨癒合症候群：tarsal-carpal coalition syndrome（TCC）

2 診断

1）臨床的特徴

　関節癒合，伝音難聴（アブミ骨固着による），手足の異常があれば本症候群を強く疑う。下記の特徴的所見を踏まえ，SYM1，SYNS1，およびSABTTに分類される。SABTTでは遠視が特徴的であり，同症状はSYM1およびSYNS1の報告例では3％未満であること，SYNS1はfacio-audio-symphalangismの別名称に示されるように特徴的顔貌を呈することなどから，相互の症候群を区別する[5]。

- 手足：近位指骨癒合，末節骨短縮あるいは消失，幅広いかつ/または短い拇指，合指症，手根骨/足根骨癒合など
- 顔面：半円柱状外鼻，鼻翼低形成など
- 眼：遠視，斜視
- 耳：伝音難聴（一側または両側）

・その他：頸椎癒合，肘関節や股関節可動制限など

2) 遺伝子診断

　常染色体優性遺伝形式をとる。家族歴のない症例でも de novo 変異の可能性があるので，NOG 遺伝子変異を同定して診断を確定する[6]。これまでに複数のミスセンス変異，フレームシフト等が確認されている[4,6]。

＊現時点（2016年1月現在）では，保険診療外の検査に関してはII 総論のp70参照。

3　治療　　エビデンスレベルV，推奨グレードC1

　手術療法が有効である。アブミ骨手術により著明な聴力改善が得られる[7]。しかしながら，無効例も少数ながら存在する。キヌタ・ツチ関節固着，アブミ骨底板の再固着などが原因とされる[8]。術後成績は非症候性の耳硬化症より劣る。

参考文献

1) Valenzuela DM, Economides AN, Rojas E, et al. Identification of mammalian noggin and its expression in the adult nervous system. J Neurosci 1995；15：6077-84.
2) Teunissen B, Cremers WR. An autosomal dominant inherited syndrome with congenital stapes ankylosis. Laryngoscope 1990；100：380-4.
3) 東野哲也，中島崇博，河野浩万，他．遠視と指骨以上を伴う遺伝性伝音難聴．Audiology Japan 2002；45：131-6.
4) Potti TA, Petty EM, Lesperance MM. A Comprehensive review of reported heritable noggin-associated syndromes and proposed clinical utility of one broadly inclusive diagnostic term：NOG-related-symphalangism spectrum disorder (NOG-SSD). Hum Mutat 2011；32：877-86.
5) Weekamp HH, Kremer H, Hoefsloot LH, et al. Teunissen-Cremers syndrome：a clinical, surgical, and genetic report. Otol Neurotol 2005；26：38-51.
6) Usami S, Abe S, Nishio S, et al. Mutation in the NOG gene are commonly found in congenital stapes ankylosis with symphalangism, but not in otosclerosis. Clin Genet 2012；82：514-20.
7) Massey BL, Hillman TA, Shelton C. Stapedectomy in congenital stapes fixation：are hearing outcomes poorer？ Otolaryngol Head Neck Surg 2006；134：816-8.
8) Brown DJ, Kim TB, Petty EM, et al. Characterization of a stapes ankyloses family with a NOG mutation. Oto Neurotol 2003；24：210-5.

14-5 van der Hoeve症候群

1 概説

　骨形成不全症（osteogenesis imperfecta：OI）は，コラーゲンの合成異常により結合織に種々の病態が生じる遺伝性疾患で，2.5〜3万人に1人の頻度で発生し骨系統疾患の中で最も頻度の高い疾患である。Ⅰ〜Ⅳ型の4つに分類されるが[1]，青色強膜と難聴を伴うものはⅠ型に分類され，1918年にvan der Hoeveとde Kleyn[2]が初めてその家系を報告したことからvan der Hoeve症候群と呼ばれる。

2 診断

1）臨床的特徴

　本症候群の三主徴は難聴，易骨折性，青色強膜であるが，三主徴がすべて揃う例はそれほど多くない。青色強膜の頻度が90％と最も高く，難聴，易骨折性はそれぞれ60％と報告されている[3]。

　本症候群の聴覚障害の特徴は，①耳硬化症類似の伝音難聴もしくは混合性難聴，感音難聴で，②左右対称性を示し，③難聴の程度は伝音難聴成分を示すものでは中等度難聴，感音難聴を示すものでは高度難聴である[4,5]。感音難聴は約16％にみられるが，多くは20歳代から緩慢に進行する伝音難聴もしくは混合性難聴である[6]。

　めまいを伴う例もあり，小野ら[7]によるとこのめまいは末梢前庭障害に起因したものであるという。耳鳴例もみられる。

　難聴に関しては，家族歴の聴取のみでは発端者以外に難聴者がいない場合でも，聴力検査を行うと軽度難聴が判明したり，将来混合性難聴が出現したりする場合がある[5]。先に述べたとおり，青色強膜は本疾患において最も高頻度に認められる症状であり[3]，その診断に重要であると考えられるため，OI家系内メンバーにおいて特に青色強膜を呈する者に関しては，実際の聴力検査や経過観察が必要である。

2）遺伝子診断

　OIの原因のほとんどはタイプ1コラーゲン遺伝子異変異である。本症候群は主に*COL1A1*遺伝子が原因とされている[8]。遺伝形式は他のOIの多くと同様，常染色体優性遺伝であるが，前述のように家系内のメンバーにおいては三主徴が揃わない例も少なくない。

＊現時点（2016年1月現在）では，保険診療外の検査に関してはⅡ総論のp70参照。

| 3 | 治療 | エビデンスレベルⅥ，推奨グレードC1 |

　伝音成分を呈するものは手術の適応となる。感音難聴に対しては高度難聴であることが多いため，補聴器装用となる。人工内耳症例の報告は多くはない。OI患者の人工内耳手術では，骨がもろく硬化肥厚しており蝸牛内電極刺激が顔面神経を刺激しやすいためプログラミングの調整を要する[9]。また，骨病変が高度な例では電極の誤挿入の可能性もあるため，術前の側頭骨病変の画像評価が必須である[10]。

　伝音難聴の病態は耳硬化症類似のアブミ骨底の固着および，骨形成不全症の骨脆弱性としてのアブミ骨上部構造の脆弱性による骨折が原因[11,12]とされ，術式はstapedotomyが選択される。本症候群では通常の耳硬化症と比べアブミ骨の強度が弱く，血管増生が盛んであるため，術創の出血，floating footplateなどに留意する必要がある[11,12]。術後成績はおおむね良好である。

参考文献

1) Sillence D. Osteogenesis imperfecta：an expanding panorama of variants. Clin Orthop Relat Res 1981；159：11-25.
2) van der Hoeve J, de Kleyn A, Blaue Skleren. Knochenbruchigkeit und Schwerhorigkeit. Arch Opthalmol 1918, 95：81-93.
3) Konigsmark BW, Gorlin RJ. Osteogenesis imperfect. In：Genetic and metabolic deafness. pp202-5, Saunders Philadelphia, 1976.
4) 村井盛子, 立木孝, 小笠原真弓. Van der Hoeve 症候群の1例. 耳鼻咽喉科 1986；58：127-32.
5) Riedner ED, Levin LS, Holliday MJ. Hearing patterns in dominant osteogenesis imperfecta. Arch Otolaryngol 1980；106：737-40.
6) Pederson U. Hearing loss in patients with osteogenesis imperfecta. Arch Otolaryngol 1970；90：4-10.
7) 小野寿之, 西村秀夫, 高田憲, 他. 眩暈を主訴とした van der Hoeve 症候群の2症例. 耳鼻咽喉科 1986；58：393-6.
8) Sykes B, Ogilvie D, Wordsworth P, et al. Consistent linkage of dominantly inherited osteogenesis imperfecta to the type Ⅰ collagen loci；*COL1A2*. Am J Hum Genet 1990；46：293-307.
9) Szilvássy J, Jóri J, Czinger J, et al. Cochlear implantation in osteogenesis imperfecta. Acta Otorhinolaryngol Belg 1998；52：253-6.
10) Rotteveel LJ, Beynon AJ, Mens LH, et al. Cochlear implantation in 3 patients with osteogenesis imperfecta：imaging, surgery and programming issues. Audiol Neurotol 2008；13：73-85.
11) Kuurila K, Pynnönen S, Grénman R. Stapes surgery in osteogenesis imperfect in Finland. Ann Otol Rhinol Laryngol 2004；113：187-93.
12) 高橋姿, 和田匡史, 山本裕, 他. van der Hoeve 症候群のアブミ骨手術3症例. 耳鼻咽喉科展望 1994；37：424-30.

14-6　Waardenburg 症候群

1　概説

　Waardenburg症候群（WS）は，1951年にWaardenburgが初めて報告したもので，常染色体優性遺伝形式をとる症候群性難聴の1つである[1]。臨床的には聴覚および色素異常症を呈することが知られ，毛髪，肌，虹彩などの全身の色素異常，部分白子症や，先天性神経性難聴，眼角離開を呈する。常染色体優性遺伝性症候群性難聴の内では最も頻度の高いものの1つで，難聴児童の2～4%[2-4]に見られるといわれ，本邦では約5万人に1人といわれている[5]。

　難聴は軽度から高度難聴まで様々なタイプの感音難聴が報告されており，両側性が多いが時に一側難聴例の報告もある。難聴の浸透率は36～69%と様々で，とくに高度難聴は全体の23%程度とされる。一部にANSDを呈する報告もある。前庭機能異常も報告されており，とくに画像的な後半規管の無形成が比較的特異的所見として知られている。

　毛髪の異常では，とくに白色の前髪や幼小児期からの白髪化が特徴的である。虹彩は左右での虹彩の色が異なり（虹彩異色），時に鮮やかな青色を呈する。外表奇形ではこの他に，頭部の生え際が低く，眉が中央で癒合（眉毛叢生症）していることがある。また，まれに口蓋裂を合併する場合もある。

　基本的には常染色体優性の遺伝形式を取るが，孤発例も多い。

2　診断

1）臨床的特徴

　WSはその臨床像から4つのタイプに分かれる。WS1型では内眼角離開と，突出した鼻根（鼻根部過形成）が見られ，WS2型はWS1型で内眼角離開，鼻根部過形成がないものを指す。WS3型は眼角離開と上肢の奇形を伴う。WS4型はWaardenburg-Shah症候群としても知られており，Hirschsprung病を合併する。

【W index】
内眼角，瞳孔の正中側と外眼角の距離を測定し，内眼角離開の臨床診断としている。
　正常：1.76+/- 0.16（+/-SD）
　異所性：2.61+/- 0.19（+/-SD）[10]
　診断閾値：2.07（Waardenburg Consrtium recommendation）

2）遺伝子診断

　現在までに右記の遺伝子が報告されている（表24）。

＊現時点（2016年1月現在）では，保険診療外の検査に関してはⅡ総論のp70参照。

表24　Waardenburg症候群の原因遺伝子

	タイプ	OMIM entry	遺伝子	遺伝子座	文献
Ⅰ	WS1	193500	*PAX3*	2q35	5)
Ⅱ	a WSⅡa	193510	*MITF*	3p14-p12.3	6)
	b WSⅡb	600193		1p21-p13.3	7)
	c WSⅡc	606662		8p23	8)
	d WSⅡd	608890	*SNAI2*	8q11	9)
Ⅲ	WS3	148820	*PAX3*	2q35	10)
Ⅳ	a WS4a	277580	*EDNRB*	13q22.3	11)
	b WS4b	131242	*EDN3*	20q13.22	12)
	c WS4c	602229	*SOX10*	22q13.1	13)

3　治療　　エビデンスレベルⅣb～Ⅴ，推奨グレードB

　根本的な治療法は存在しないが，難聴に対しては，その程度に応じて補聴器や人工内耳が用いられることが多い。人工内耳の術後聴取[16-18]については，その他の人工内耳例と同等かそれ以上とする報告が多いが，一部に存在するANSDでは人工内耳の効果が乏しいという報告[18]もある。虹彩異色や部分白子症に対しては，サングラス等の紫外線防御が指導される。口蓋裂やHirschsprung病を合併する場合には，それぞれの病態に応じた治療が必要になる。

参考文献

1) Waardenburg PJ. A new syndrome combining developmental anomalies of the eyelids, eyebrows and nose root with pigmentary defects of the iris and head hair and with congenital deafness. Am J Hum Genet 1951；3：195-253.
2) 木村美雄．Waardenburg-Klein症候群の症候学的および遺伝学的検討．Audiology Japan 1969；12：57-92.
3) DiGeorge AM, Olmsted RW, Harley RD. Waardenburg's syndrome. A syndrome of heterochromia of the irides, lateral displacement of the medial canthi and lacrimal puncta, congenital deafness, and other characteristic associated defects. J Pediatr 1960；57：649-69.
4) 玉田彰，小林敏代．静岡県下におけるWaardenburg症候群の4家系図．日本耳鼻咽喉科学会会報 1980；83：1616-9.
5) 半田順俊．金眼銀眼の猫と人．遺伝 1967；21：41-45.
6) Kirkpatrick SJ, Kent CM, Laxova R, et al. Waardenburg syndrome type I in a child with deletion (2)(q35q36.2). Am J Med Genet 1992；44：699-700.
7) Lalwani AK, Baldwin CT, Morell R, et al. A locus for Waardenburg syndrome type II maps to chromosome 1p13.3-2.1. Am J Hum Genet 1994；55 (suppl)：A14 only.
8) Selicorni A, Guerneri S, Ratti A, et al. Cytogenetic mapping of a novel locus for type II Waardenburg syndrome. Hum Genet 2002, 110：64-7.
9) Sánchez-Martín M, Rodríguez-García A, Pérez-Losada J, et al. *SLUG* (*SNAI2*) deletions in patients with Waardenburg disease. Hum Mol Genet 2002；11：3231-6.
10) Tassabehji M, Newton VE, Liu XZ, et al. The mutational spectrum in Waardenburg syndrome. Hum Mol Genet 1995；4：2131-7.
11) Syrris P, Carter ND, Patton MA. Novel nonsense mutation of the endothelin-B receptor gene in a

family with Waardenburg-Hirschsprung disease. Am J Med Genet 1999 ; 87 : 69-71.
12) Hofstra RM, Osinga J, Tan-Sindhunata G, et al. A homozygous mutation in the endothelin-3 gene associated with a combined Waardenburg type 2 and Hirschsprung phenotype (Shah-Waardenburg syndrome). Nature Genet 1996 ; 12 : 445-7.
13) Bondurand N, Dastot-Le Moal F, Stanchina L, et al. Deletions at the *SOX10* gene locus cause Waardenburg syndrome types 2 and 4. Am J Hum Genet 2007 ; 81 : 1169-85.
14) Pardono E, van Bever Y, van den Ende J, et al. Waardenburg syndrome : clinical differentiation between types I and II. Am J Med Genet 2003 ; 117A : 223-35.
15) Newton VE. Waardenburg's syndrome : a comparison of biometric indices used to diagnose lateral displacement of the inner canthi. Scand Audiol 1989 ; 18 : 221-3.
16) Kontorinis G, Lenarz T, Giourgas A, et al. Outcomes and special considerations of cochlear implantation in waardenburg syndrome. Otol Neurotol 2011 ; 32 : 951-5.
17) Deka RC, Sikka K, Chaturvedy G, et al. Cochlear implantation in Waardenburg syndrome : The Indian scenario. Acta Otolaryngol 2010 ; 130 : 1097-100.
18) Pau H, Gibson WP, Gardner-Berry K, et al. Cochlear implantations in children with Waardenburg syndrome : an electrophysiological and psychophysical review. Cochlear Implants Int 2006 ; 7 : 202-6.

14-7 Treacher Collins症候群

1 概説

　Treacher Collins症候群（TCS；OMIM#154500）は頭蓋顔面骨の形成不全が特徴的な症状としてみられる疾患で，常染色体優性の遺伝性を示す[1, 2]。発生頻度は約5万人あたり1人[3]とされるが，そのうち60％程度は孤発例である。耳科領域の臨床症状としては，高頻度に両側性外耳道閉鎖症および耳小骨奇形に伴う伝音難聴を呈する。

2 診断

1) 臨床的特徴

　典型的な症状としては特徴的な顔貌があげられる。眼瞼の形成異常（斜めに下がった眼，下眼瞼内側の欠損，下睫毛欠損），頬骨部の陥凹（側頭骨頬骨突起の形成不全），小顎症等を認める。小耳症などの外耳奇形は77％にみられ，また患者の約40～50％に伝音難聴を認める[4-9]。他にも，脳ヘルニア，甲状腺・胸腺・心臓・副腎の奇形，異所性副腎，外性器発育不全，口蓋裂，口唇裂，後鼻孔狭窄や閉鎖などの症例も報告されている[4, 10]。

2) 遺伝子診断

　現在までに下記の遺伝子が報告されている（表25）。

＊現時点（2016年1月現在）では，保険診療外の検査に関してはⅡ総論のp70参照。

表25　Treacher Collins症候群の原因遺伝子

Type	Gene	Location	頻度
TCS1 (154500)	*TCOF1* (606847)	5q32	78～93％[8, 11]
TCS2 (613717)	*POLR1D* (613717)	13q12.2	8％[12]
TCS3 (248390)	*POLR2C* (610060)	6921.1	

3 治療　　エビデンスレベルⅥ，推奨グレードC1

　新生児期には，閉塞性睡眠時無呼吸を生じることが多く，気道確保の必要から気管切開を要することもある[13]。
　難聴に対しては鼓室形成術を含む外科的治療が用いられることもあるが，各種の奇形が合併するため，術後成績は他疾患より劣るとされるのが一般的である[17-19]。手術所見では様々なタイプの耳小骨奇形が報告されており，耳小骨欠損，単脚アブミ骨，アブミ骨底板固着，卵円窓閉鎖なども報告されている。内耳は正常なことも多く，植込型骨導補聴器の適応も多く報告されている[21, 22]。非外科的には通常の骨伝導補聴器を用いた介入も多数報

告されている[14]。

　頭蓋顔面骨の形成術は多くの症例で必要とされる[4, 15]。口蓋裂の治療が必要な場合には1～2歳時に，頬骨・眼窩の形成術は5～7歳時の実施が望ましいとされる[16]。上下顎の形成術に関しては，症状の程度によって実施される年齢は様々である。

参考文献

1) Dixon MJ. Treacher Collins syndrome. Hum Mol Genet 1996；5 Spec No：1391-6.
2) Conte C, D'Apice MR, Rinaldi F, et al. Novel mutations of *TCOF1* gene in European patients with Treacher Collins syndrome. BMC Med Genet 2011；12：125.
3) Splendore A, Jabs EW, Félix TM, et al. Parental origin of mutations in sporadic cases of Treacher Collins syndrome. Eur J Hum Genet 2003；11：718-22.
4) Posnick JC. Treacher Collins syndrome：perspectives in evaluation and treatment. J Oral Maxillofac Surg 1997；55：1120-33.
5) Hertle RW, Ziylan S, Katowitz JA. Ophthalmic features and visual prognosis in the Treacher-Collins syndrome. Br J Ophthalmol 1993；77：642-5.
6) Posnick JC, Ruiz RL. Treacher Collins syndrome：current evaluation, treatment, and future directions. Cleft Palate Craniofac J 2000；37：434.
7) Marszalek B, Wójcicki P, Kobus K, et al. Clinical features, treatment and genetic background of Treacher Collins syndrome. J Appl Genet 2002；43：223-33.
8) Teber OA, Gillessen-Kaesbach G, Fischer S, et al. Genotyping in 46 patients with tentative diagnosis of Treacher Collins syndrome revealed unexpected phenotypic variation. Eur J Hum Genet 2004；12：879-90.
9) Trainor PA, Dixon J, Dixon MJ. Treacher Collins syndrome：etiology, pathogenesis and prevention. Eur J Hum Genet 2009；17：275-83.
10) Li C, Mernagh J, Bourgeois J. Novel craniofacial and extracraniofacial findings in a case of Treacher Collins syndrome with a pathogenic mutation and a missense variant in the *TCOF1* gene. Clin Dysmorphol 2009；18：63-6.
11) Splendore A, Silva EO, Alonso LG, et al. High mutation detection rate in *TCOF1* among Treacher Collins syndrome patients reveals clustering of mutations and 16 novel pathogenic changes. Hum Mutat 2000；16：315-22.
12) Dauwerse JG, Dixon J, Seland S, et al. Mutations in genes encoding subunits of RNA polymerases I and III cause Treacher Collins syndrome. Nat Genet 2011；43：20-2.
13) Morillas P, Fornet I, De Miguel I, et al. Airway management in a patient with Treacher Collins syndrome requiring emergent cesarean section. Anesth Analg 2007；105：294.
14) Marres HA. Hearing loss in the Treacher-Collins syndrome. Adv Otorhinolaryngol 2002；61：209-15.
15) Zhang Z, Niu F, Tang X, et al. Staged reconstruction for adult complete Treacher Collins syndrome. J Craniofac Surg 2009；20：1433-8.
16) Kobus K, Wójcicki P. Surgical treatment of Treacher Collins syndrome. Ann Plast Surg 2006；56：549-54.
17) Marres HA, Cremers CW, Marres EH. Treacher-Collins syndrome. Management of major and minor anomalies of the ear. Rev Laryngolo Otol Rhinol (Bord) 1995；116：105-8.
18) Taylor DJ, Phelps PD. Imaging of ear deformities in Treacher Collins syndrome. Clin Otolaryngol Allied Sci 1993；18：263-7.
19) Marres HA, Cremers CW, Marres EH, et al. Ear surgery in Treacher Collins syndrome. Ann Otol Rhinol Laryngol 1995；104：31-41.
20) Marsella P, Scorpecci A, Pacifico C, et al. Bone anchored hearing aid (Baha) in patients with treacher Collins syndrome：tip and pitfalls. Int J Pediatr Otorhinolaryngol 2011；75：1308-12.
21) van der Pouw KT, Snik AF, Cremers CW. Audiometric results of bilateral bone-anchored hearing aid application in patients with bilateral congenital aural atresia. Laryngoscope 1998；108：548-53.

15 システマティックレビュー・サマリー

　2015年5月の段階で，PubMedデータベース（http://www.ncbi.nlm.nih.gov/pubmed）にて，それぞれの疾患に合わせたキーワードを用いて検索を行った。検索の結果該当した論文のうち，治療に関わる英文文献につきシステマティックレビューを作成した。以下にそのサマリーを掲載する。

1 *GJB2*遺伝子変異による難聴

　GJB2＋Cochlear Implant，*GJB2*＋Hearing Aidをキーワードに検索を実施した結果，96件該当。そのうち，人工内耳・補聴器の装用効果に関する記載のあった37件をまとめた。

筆頭著者	文献	エビデンスレベル・研究デザイン	サマリー
Wu CC	Genetic characteristics in children with cochlear implants and the corresponding auditory performance. Laryngoscope. 2011 Jun；121(6)：1287-93.	Ⅱ 後ろ向きコホート研究・遺伝子レベルランダム化	人工内耳装用児110例を対象にCategory of Auditory Performance（CAP）を用いた評価と遺伝子解析を実施し，35例より遺伝子変異を見出した。見出された遺伝子変異では*GJB2*が9例，*SLC26A4*が18例，*OTOF*が1例であり，遺伝子変異同定群はその他群よりも良好な成績であった。
Wu CC	Predominance of genetic diagnosis and imaging results as predictors in determining the speech perception performance outcome after cochlear implantation in children. Arch Pediatr Adolesc Med. 2008 Mar；162(3)：269-76.	Ⅱ 後ろ向きコホート研究・遺伝子レベルランダム化	人工内耳装用児67例を対象に遺伝子解析を行い，*GJB2*遺伝子変異4例，*SLC26A4*遺伝子変異18例，原因不明45例という結果であった。Speech perceptionにおいて，*GJB2*群が最も良好であり，次いで*SLC26A4*群，原因不明群の順であった。
Yan YJ	The effect of *GJB2* and *SLC26A4* gene mutations on rehabilitative outcomes in pediatric cochlear implant patients. Eur Arch Otorhinolaryngol. 2013 Nov；270(11)：2865-70.	Ⅱ 後ろ向きコホート研究・遺伝子レベルランダム化	人工内耳装用児41例を対象に遺伝子解析を行い，*GJB2*遺伝子変異15例，*SLC26A4*遺伝子変異10例，原因不明16例という結果であった。Infant-Toddler Meaningful Auditory Integration Scale（IT-MAIS），CAP，Speech Intelligibility Rating（SIR）において，*GJB2*群が最も良好であり，次いで*SLC26A4*群，原因不明群の順であった。

筆頭著者	文献	エビデンスレベル・研究デザイン	サマリー
Matsushiro N	Successful cochlear implantation in prelingual profound deafness resulting from the common 233delC mutation of the GJB2 gene in the Japanese. Laryngoscope. 2002 Feb；112(2)：255-61.	IVb 後ろ向きコホート研究・遺伝子レベルランダム化	人工内耳装用者15例を対象に遺伝子解析を実施し、4例より GJB2 遺伝子変異を見出した。語音弁別は GJB2 群のほうが良好であった。
Fukushima K	Better speech performance in cochlear implant patients with *GJB2*-related deafness. Int J Pediatr Otorhinolaryngol. 2002 Feb 1；62(2)：151-7.	IVb 後ろ向きコホート研究・遺伝子レベルランダム化	人工内耳装用者7例を対象に遺伝子解析を実施し、3例より GJB2 遺伝子変異を見出した。新版K式発達検査の言語性発達指数（DQ）は、GJB2 群のほうが良好であった。
Varga L	Is deafness etiology important for prediction of functional outcomes in pediatric cochlear implantation ? Acta Otolaryngol. 2014 Jun；134(6)：571-8.	II 後ろ向きコホート研究・遺伝子レベルランダム化	人工内耳装用者92例を対象に遺伝子解析を実施し、GJB2 遺伝子変異42例を、症候群性難聴18例、原因不明29例とのCAPの比較を行った。その結果、GJB2 群が最も良好であり、次いで原因不明群、症候群性難聴の順であった。
Black J	Paediatric cochlear implantation：adverse prognostic factors and trends from a review of 174 cases. Cochlear Implants Int. 2014 Mar；15(2)：62-77.	II 後ろ向きコホート研究	人工内耳装用者174例を対象に、人工内耳の装用予後に影響を及ぼす要因に関して検討を行った研究。人工内耳手術時の年齢が最も強い影響を及ぼす要因であり、GJB2 は他の人工内耳患者と同等で寄与率は小さかった。
Green GE	Performance of cochlear implant recipients with *GJB2*-related deafness. Am J Med Genet. 2002 May 1；109(3)：167-70.	II 後ろ向きコホート研究・遺伝子レベルランダム化	人工内耳装用者20例を対象に遺伝子解析を実施し、GJB2 遺伝子変異8例を見出した。読む能力により評価した装用効果に関しては、GJB2 群が良好であった。
Yoshida H	Long term speech perception after cochlear implant in pediatric patients with *GJB2* mutations. Auris Nasus Larynx. 2013 Oct；40(5)：435-9.	II 後ろ向きコホート研究・遺伝子レベルランダム化	人工内耳装用者29例を対象に遺伝子解析を実施し、GJB2 遺伝子変異9例を見出した。IT-MAIS、単音節・単語の弁別検査により評価した装用効果に関しては、GJB2 群が良好であった。
Lalwani AK	Predictability of cochlear implant outcome in families. Laryngoscope. 2009 Jan；119(1)：131-6.	II 後ろ向きコホート研究・遺伝子レベルランダム化	家族歴のある人工内耳装用者35家系71例を対象に遺伝子解析を実施し、GJB2 遺伝子変異9例を見出した。多くの評価を行った結果、いくつかの項目においては GJB2 遺伝子変異群のほうが結果が不良であった。

筆頭著者	文献	エビデンスレベル・研究デザイン	サマリー
Chora JR	DFNB1-associated deafness in Portuguese cochlear implant users : prevalence and impact on oral outcome. Int J Pediatr Otorhinolaryngol. 2010 Oct ; 74 (10) : 1135-9.	II 後ろ向きコホート研究・遺伝子レベルランダム化	人工内耳装用者117例を対象に遺伝子解析を実施し、GJB2遺伝子変異41例を見出した。多くの評価を行った結果、多くの項目においてGJB2遺伝子変異群のほうが結果が良好であった。
Propst EJ	Temporal bone imaging in GJB2 deafness. Laryngoscope. 2006 Dec ; 116 (12) : 2178-86.	IVb 後ろ向きコホート研究	人工内耳装用者264例を対象に遺伝子解析を実施し、GJB2遺伝子変異53例を見出した。GJB2患者の高解像度CTにより内耳奇形を確認したところ、53例中2例(4%)で内耳奇形(Mondini)を認めたため、GJB2であってもCTは必要であることを示した。
da Motta LH	Prevalence of the 35delG mutation in deaf South Brazilian infants submitted to cochlear implantation. Int J Pediatr Otorhinolaryngol. 2012 Feb ; 76 (2) : 287-90.	IVb 後ろ向きコホート研究・遺伝子レベルランダム化	人工内耳装用者37例を対象に遺伝子解析を実施し、GJB2遺伝子変異3例を見出した。アウトカムとしてSIRの評価を行った結果、GJB2遺伝子変異群のほうが結果が良好であった。
Bauer PW	The effect of GJB2 allele variants on performance after cochlear implantation. Laryngoscope. 2003 Dec ; 113 (12) : 2135-40.	II 後ろ向きコホート研究・遺伝子レベルランダム化	人工内耳装用者55例を対象に遺伝子解析を実施し、GJB2遺伝子変異22例を見出した。ReadingおよびCognitiveの評価を行った結果、GJB2遺伝子変異群のほうが結果が良好であった。
Lustig LR	GJB2 gene mutations in cochlear implant recipients : prevalence and impact on outcome. Arch Otolaryngol Head Neck Surg. 2004 May ; 130 (5) : 541-6.	IVb 後ろ向きコホート研究・遺伝子レベルランダム化	人工内耳装用者77例を対象に遺伝子解析を実施し、GJB2遺伝子変異3例を見出した。人工内耳の装用効果に関しては、その他の群と同程度であった。
Cullen RD	Cochlear implantation for children with GJB2-related deafness. Laryngoscope. 2004 Aug ; 114 (8) : 1415-9.	II 後ろ向きコホート研究・遺伝子レベルランダム化	人工内耳装用者47例を対象に遺伝子解析を実施し、GJB2遺伝子変異20例を見出した。人工内耳装用後に実施したspeech perceptionの結果では、GJB2群の方が多少良好であるが有意差は認めない。
Kawasaki A	Using assessment of higher brain functions of children with GJB2-associated deafness and cochlear implants as a procedure to evaluate language development. Int J Pediatr Otorhinolaryngol. 2006 Aug ; 70 (8) : 1343-9.	IVb 後ろ向きコホート研究・遺伝子レベルランダム化	人工内耳装用者8例を対象に遺伝子解析を実施し、GJB2遺伝子変異3例を見出した。人工内耳装用後に実施した検査の結果では、GJB2群の方が良好であった。

筆頭著者	文献	エビデンスレベル・研究デザイン	サマリー
Dalamón V	Performance of speech perception after cochlear implantation in *DFNB1* patients. Acta Otolaryngol. 2009 Apr；129(4)：395-8.	II 後ろ向きコホート研究・遺伝子レベルランダム化	人工内耳装用者24例を対象に遺伝子解析を実施し，*GJB2*遺伝子変異11例を見出した。人工内耳装用後に実施したspeech perceptionの結果では，*GJB2*群はその他群と同程度の改善を示した。
Reinert J	High homogeneity in auditory outcome of pediatric CI-patients with mutations in Gap-Junction-Protein Beta2. Int J Pediatr Otorhinolaryngol. 2010 Jul；74(7)：791-5.	II 後ろ向きコホート研究・遺伝子レベルランダム化	人工内耳装用者44例を対象に遺伝子解析を実施し，*GJB2*遺伝子変異13例，*GJB2*はネガティブで家族歴のある15例，*GJB2*ネガティブで孤発例16例の比較を行った。人工内耳装用後に実施したいくつかの検査の結果では，*GJB2*群が最も良好で，次いで家族歴のある群，孤発群の順であった。
Motasaddi Zarandy M	Clinical Application of Screening for *GJB2* Mutations before Cochlear Implantation in a Heterogeneous Population with High Rate of Autosomal Recessive Nonsyndromic Hearing Loss. Genet Res Int. 2011；2011：787026.	II 後ろ向きコホート研究・遺伝子レベルランダム化	人工内耳装用者201例を対象に遺伝子解析を実施し，*GJB2*遺伝子変異46例を見出した。人工内耳装用後に実施したSpeech Reception Threshold (SRT)の結果では，*GJB2*群はその他群と同程度の改善であり，有意差は無かった。
Peyvandi A	Detection of the *GJB2* Mutation in Iranian Children with Hearing Loss Treated with Cochlear Implantation. Balkan J Med Genet. 2011 Jun；14(1)：19-24.	II 後ろ向きコホート研究・遺伝子レベルランダム化	人工内耳装用者42例を対象に遺伝子解析を実施し，*GJB2*遺伝子変異6例を見出した。人工内耳装用後に実施したspeech perceptionの結果では，*GJB2*群が有意に良好であった。
Karamert R	Association of *GJB2* gene mutation with cochlear implant performance in genetic non-syndromic hearing loss. Int J Pediatr Otorhinolaryngol. 2011 Dec；75(12)：1572-5.	II 後ろ向きコホート研究・遺伝子レベルランダム化	人工内耳装用者65例を対象に遺伝子解析を実施し，*GJB2*遺伝子変異22例を見出した。人工内耳装用後に実施したIT-MAIS，Meaningful Use of Speech Scale (MUSS)の結果では，*GJB2*群がやや良好だが有意差はなかった。
Matsui T	Outcome of cochlear implantation in children with congenital cytomegalovirus infection or *GJB2* mutation. Acta Otolaryngol. 2012 Jun；132(6)：597-602.	IVb 症例対象研究	cCMVによる難聴児5例と，*GJB2*遺伝子変異による難聴児7例のCI後の成績を比較。人工内耳装用後に実施したIT-MAIS，MUSSの結果では，cCMV群と*GJB2*群の間に有意差は認めず。
Davcheva-Chakar M	Speech Perception Outcomes after Cochlear Implantation in Children with *GJB2/DFNB1* associated Deafness. Balkan Med J. 2014 Mar；31(1)：60-3.	II 後ろ向きコホート研究・遺伝子レベルランダム化	人工内耳装用者18例を対象に遺伝子解析を実施し，*GJB2*遺伝子変異7例を見出した。人工内耳装用後に実施したspeech perceptionの結果では，有意差を認めなかった。

筆頭著者	文献	エビデンスレベル・研究デザイン	サマリー
Black J	Defining and evaluating success in paediatric cochlear implantation-an exploratory study. Int J Pediatr Otorhinolaryngol. 2012 Sep；76(9)：1317-26.	IVb 後ろ向きコホート研究	人工内耳装用者25例を対象に人工内耳装用効果に影響を及ぼす因子に関して検討を行った。その結果，GJB2は装用効果予測因子としての寄与はわずかであり，人工内耳装用の遅れが最も影響の大きい因子であることを示した。
Sinnathuray AR	Connexin 26 (GJB2) gene-related deafness and speech intelligibility after cochlear implantation. Otol Neurotol. 2004 Nov；25 (6)：935-42.	II 後ろ向きコホート研究・遺伝子レベルランダム化	人工内耳装用者39例を対象に遺伝子解析を実施し，GJB2遺伝子変異14例と変異なし例25例の比較を行った。人工内耳装用後に実施したspeech intelligibilityの結果では，GJB2群の方が有意に良好であった。
Sinnathuray AR	Auditory perception and speech discrimination after cochlear implantation in patients with connexin 26 (GJB2) gene-related deafness. Otol Neurotol. 2004 Nov；25 (6)：930-4.	II 後ろ向きコホート研究・遺伝子レベルランダム化	人工内耳装用者31例を対象に遺伝子解析を実施し，GJB2遺伝子変異11例と変異なし例20例の比較を行った。人工内耳装用後に実施したsentenceテストの結果では，GJB2群の方が有意に良好であった。
Busi M	Cochlear Implant Outcomes and Genetic Mutations in Children with Ear and Brain Anomalies. Biomed Res Int. 2015；2015：696281.	II 後ろ向きコホート研究・遺伝子レベルランダム化	人工内耳装用者426例を対象に遺伝子解析を実施し，GJB2遺伝子変異22例，SLC26A4遺伝子変異4例，ミトコンドリア遺伝子変異1例の27例と，遺伝子変異を認めない群の比較を行った。その結果，GJB2群，SLC26A4群の方が有意に良好であった。
Popov TM	Auditory outcome after cochlear implantation in patients with congenital nonsyndromic hearing loss：influence of the GJB2 status. Otol Neurotol. 2014 Sep；35 (8)：1361-5.	IVb 後ろ向きコホート研究	GJB2遺伝子変異30例，GJB2遺伝子変異を認めない群30例の人工内耳装用効果の比較を行った。その結果，語音弁別を含む複数の項目でGJB2群の方が有意に良好であった。
Riahi Z	A novel frameshift mutation (c.405delC) in the GJB2 gene associated with autosomal recessive hearing loss in two Tunisian families. Int J Pediatr Otorhinolaryngol. 2013 Sep；77(9)：1485-8.	V ケースレポート	新規GJB2遺伝子変異を持つ家系2家系のケースレポート。人工内耳の装用効果は良好であった。

筆頭著者	文献	エビデンスレベル・研究デザイン	サマリー
Riahi Z	Compound heterozygosity for dominant and recessive *GJB2* mutations in a Tunisian family and association with successful cochlear implant outcome. Int J Pediatr Otorhinolaryngol. 2013 Sep；77（9）：1481-4.	V ケースレポート	常染色体優性，および常染色体劣性の*GJB2*遺伝子変異の複合ヘテロ接合体を認めた家系のケースレポート。人工内耳の装用効果は良好であった。
Weegerink NJ	Phenotypes of two Dutch *DFNA3* families with mutations in *GJB2*. Ann Otol Rhinol Laryngol. 2011 Mar；120（3）：191-7.	V ケースレポート	比較的稀な常染色体優性の*GJB2*遺伝子変異を認めた家系のケースレポート。人工内耳の装用効果は良好であった。
Daneshi A	Prevalence of *GJB2*-associated deafness and outcomes of cochlear implantation in Iran. J Laryngol Otol. 2011 May；125（5）：455-9.	IVb 後ろ向きコホート研究	人工内耳装用者166例を対象に遺伝子解析を実施し，*GJB2*遺伝子変異33例を見出した。変異なし例36例との比較を行った結果，両群とも良好であった。
Connell SS	Performance after cochlear implantation in *DFNB1* patients. Otolaryngol Head Neck Surg. 2007 Oct；137（4）：596-602.	V ケースシリーズ	人工内耳装用*GJB2*遺伝子変異32例の人工内耳装用効果に関する検討を行い，non-*GJB2*群よりもReynell Developmental Language Scalesの伸びが良好であった。
Taitelbaum-Swead R	Connexin-associated deafness and speech perception outcome of cochlear implantation. Arch Otolaryngol Head Neck Surg. 2006 May；132（5）：495-500.	IVb 後ろ向きコホート研究	*GJB2*遺伝子変異30例，*GJB2*遺伝子変異を認めない群30例の人工内耳装用効果の比較を行った。その結果，有意差は認められず同程度であった。
Propst EJ	Auditory responses in cochlear implant users with and without *GJB2* deafness. Laryngoscope. 2006 Feb；116（2）：317-27.	IVb 後ろ向きコホート研究	*GJB2*遺伝子変異39例，*GJB2*遺伝子変異を認めない群58例の人工内耳装用後のElectrically evoked Compound Action Potential（e-CAP）の比較を行った。その結果，有意差は認められなかったが，*GJB2*群ではbasalとapicalで差がなかったが，non-*GJB2*群ではbasalの反応低下が顕著であった。
Matsunaga T	Clinical course of hearing and language development in *GJB2* and non-*GJB2* deafness following habilitation with hearing aids. Audiol Neurootol. 2006；11（1）：59-68.	II 後ろ向きコホート研究・遺伝子レベルランダム化	補聴器を装用している先天性両側重度感音難聴患者35例を対象に遺伝子解析を実施し，*GJB2*遺伝子変異16例，遺伝子変異を認めない群17例の比較を行った。その結果，両群とも読む能力は発達しているものの，会話能力に関しては著しい遅れを認めた。

2　*SLC26A4* 遺伝子変異による難聴

SLC26A4＋Cochlear Implant，*SLC26A4*＋Hearing Aid をキーワードに検索を実施した結果，23件該当。そのうち，人工内耳・補聴器の装用効果に関する記載のあった9件をまとめた。

筆頭著者	文献	エビデンスレベル・研究デザイン	サマリー
Wu CC	Genetic characteristics in children with cochlear implants and the corresponding auditory performance. Laryngoscope. 2011 Jun；121(6)：1287-93.	II 後ろ向きコホート研究・遺伝子レベルランダム化	人工内耳装用児110例を対象にCAPを用いた評価と遺伝子解析を実施し，35例より遺伝子変異を見出した。見出された遺伝子変異では*GJB2*が9例，*SLC26A4*が18例，*OTOF*が1例であり，遺伝子変異同定群はその他群よりも良好な成績であった。
Yan YJ	The effect of *GJB2* and *SLC26A4* gene mutations on rehabilitative outcomes in pediatric cochlear implant patients. Eur Arch Otorhinolaryngol. 2013 Nov；270(11)：2865-70.	II 後ろ向きコホート研究・遺伝子レベルランダム化	人工内耳装用児41例を対象に遺伝子解析を行い，*GJB2*遺伝子変異15例，*SLC26A4*遺伝子変異10例，原因不明16例という結果であった。IT-MAIS，CAP，SIRにおいて，*GJB2*群が最も良好であり，次いで*SLC26A4*群，原因不明群の順であった。
Wu CC	Predominance of genetic diagnosis and imaging results as predictors in determining the speech perception performance outcome after cochlear implantation in children. Arch Pediatr Adolesc Med. 2008 Mar；162(3)：269-76.	II 後ろ向きコホート研究・遺伝子レベルランダム化	人工内耳装用児67例を対象に遺伝子解析を行い，*GJB2*遺伝子変異4例，*SLC26A4*遺伝子変異18例，原因不明45例という結果であった。Speech perceptionにおいて，*GJB2*群が最も良好であり，次いで*SLC26A4*群，原因不明群の順であった。
Gratacap M	Pediatric cochlear implantation in residual hearing candidates. Ann Otol Rhinol Laryngol. 2015 Jun；124(6)：443-51.	IVb 後ろ向きコホート研究・遺伝子レベルランダム化	残存聴力を有する人工内耳装用児53例を対象に，聴力型でグループ分けして人工内耳の成績を比較。*SLC26A4*遺伝子変異の有無は，装用効果に大きな影響を及ぼさない。
Yamazaki H	*SLC26A4* p.Thr410Met homozygous mutation in a patient with a cystic cochlea and an enlarged vestibular aqueduct showing characteristic features of incomplete partition type I and II. Int J Pediatr Otorhinolaryngol. 2014 Dec；78(12)：2322-6.	V ケースレポート	*SLC26A4*遺伝子変異症例において，Enlarged Vestibular Aqueduct (EVA) に加えIncomplete Partition type II (IP-II) 奇形を伴う例を報告。人工内耳手術においてgusherの可能性を考慮する必要がある。

筆頭著者	文献	エビデンスレベル・研究デザイン	サマリー
Roesch S	CT-scans of cochlear implant patients with characteristics of Pendred syndrome. Cell Physiol Biochem. 2013；32(7)：166-72.	V ケースシリーズ	人工内耳装用児75例における内耳奇形の割合を調べたところ，EVAが3例，Mondiniが2例，EVAとMondiniの重複が1例認められた。SLC26A4遺伝子解析が望ましいとの報告。
Kim BG	Enlarged cochlear aqueducts：a potential route for CSF gushers in patients with enlarged vestibular aqueducts. Otol Neurotol. 2013 Dec；34(9)：1660-5.	IVb 後ろ向きコホート研究	SLC26A4変異による難聴症例35例のCTとgusherに関する報告。全例にEVAを認めるが，gusherを起こした群では前庭水管の幅が3.65±1.12mmであったのに対して，gusherを起こさなかった群では2.03±0.66mmと有意差が認められた。
Lai R	Genetic diagnosis and cochlear implantation for patients with nonsyndromic hearing loss and enlarged vestibular aqueduct. J Laryngol Otol. 2012 Apr；126(4)：349-55.	V ケースシリーズ	前庭水管拡大を伴う人工内耳装用児21例の遺伝子解析を実施し，12種のSLC26A4遺伝子変異を見出した。人工内耳の装用効果は良好であったとする報告。
de Wolf MJ	Two siblings with progressive, fluctuating hearing loss after head trauma, treated with cochlear implantation. J Laryngol Otol. 2010 Jan；124(1)：86-9.	V ケースレポート	SLC26A4遺伝子変異を持つ双子症例において，頭部外傷に伴い難聴が進行した例。内耳奇形がある場合にも人工内耳の装用効果は良好であった。

3　CDH23遺伝子変異による難聴

　CDH23＋Cochlear Implant，CDH23＋Hearing Aid，CDH23＋EASをキーワードに検索を実施した結果，3件該当。そのうち，人工内耳・補聴器の装用効果に関する記載のある論文は1件であった。

筆頭著者	文献	エビデンスレベル・研究デザイン	サマリー
Usami S	Patients with CDH23 mutations and the 1555A＞G mitochondrial mutation are good candidates for electric acoustic stimulation (EAS). Acta Otolaryngol. 2012 Apr；132(4)：377-84.	IVb 後ろ向きコホート研究・遺伝子レベルランダム化	Electric Acoustic Stimulation (EAS)装用患者18例の遺伝学的解析を行い，CDH23遺伝子変異による難聴3例，mit1555A＞G変異による難聴1例を見出した。装用効果はいずれも良好であった。

4　*OTOF*遺伝子変異による難聴

　OTOF＋Cochlear Implant，*OTOF*＋Hearing Aidをキーワードに検索を実施した結果，11件該当。そのうち，人工内耳・補聴器・残存聴力活用型人工内耳の装用効果に関する記載のあった7件をまとめた。

筆頭著者	文献	エビデンスレベル・研究デザイン	サマリー
Rodríguez-Ballesteros M	Auditory neuropathy in patients carrying mutations in the otoferlin gene (*OTOF*). Hum Mutat. 2003 Dec；22(6)：451-6.	V 観察研究	*OTOF*遺伝子変異37例の報告。うち11例は人工内耳を装用しており，十分な効果が得られていることが報告されている。
Loundon N	Auditory neuropathy or endocochlear hearing loss？ Otol Neurotol. 2005 Jul；26(4)：748-54.	V ケースレポート	*OTOF*変異の人工内耳例に関するケースレポート。
Rouillon I	Results of cochlear implantation in two children with mutations in the *OTOF* gene. Int J Pediatr Otorhinolaryngol. 2006 Apr；70(4)：689-96.	V ケースレポート	*OTOF*変異の人工内耳症例2例に関するケースレポート。Neural Response Telemetry (NRT)や語音弁別などの結果は良好であることを報告。
Santarelli R	Information from cochlear potentials and genetic mutations helps localize the lesion site in auditory neuropathy. Genome Med. 2010 Dec 22；2(12)：91.	I レビュー	*OTOF*症例では，*OPA1*症例と異なりe-CAPの反応が認められ，内耳性難聴と同様のパターンを示す。
Wu CC	Genetic characteristics in children with cochlear implants and the corresponding auditory performance. Laryngoscope. 2011 Jun；121(6)：1287-93.	II 後ろ向きコホート研究・遺伝子レベルランダム化	人工内耳装用児110例を対象に，CAPを用いた評価と遺伝子解析を実施し，35例より遺伝子変異を見出した。見出された遺伝子変異では*GJB2*が9例，*SLC26A4*が18例，*OTOF*が1例であり，遺伝子変異同定群はその他群よりも良好な成績であった。
Zhang LP	Identification of novel *OTOF* compound heterozygous mutations by targeted next-generation sequencing in a Chinese patient with auditory neuropathy spectrum disorder. Int J Pediatr Otorhinolaryngol. 2013 Oct；77(10)：1749-52.	V ケースレポート	ANSDの人工内耳症例を対象に次世代シークエンス解析を実施し，*OTOF*変異を検出。装用効果は良好であった。

筆頭著者	文献	エビデンスレベル・研究デザイン	サマリー
Runge CL	A novel otoferlin splice-site mutation in siblings with auditory neuropathy spectrum disorder. Audiol Neurootol. 2013；18(6)：374-82.	V ケースレポート	*OTOF*遺伝子変異によるANSDの双子に関して，e-CAPの反応速度と言語成績の比較を行った結果，双子間でも反応が異なっており，反応が良好な児の方がCI後の成績が良好であった。

5　ミトコンドリア遺伝子変異による難聴

　Mitochondria＋Cochlear Implant，Mitochondria＋Hearing Aid，Mitochondria＋EASをキーワードに検索を実施した結果，14件該当。そのうち，人工内耳・補聴器・残存聴力活用型人工内耳の装用効果に関する記載のあった5件をまとめた。

筆頭著者	文献	エビデンスレベル・研究デザイン	サマリー
Sudo A	Successful cochlear implantation in a patient with mitochondrial hearing loss and *m.625*G＞A transition. J Laryngol Otol. 2011 Dec；125(12)：1282-5.	V ケースレポート	人工内耳を施行したミトコンドリア*m.625*G＞A変異による症候群性難聴1例のケースレポート。人工内耳の装用により聴取が大幅に改善。
Mancuso M	A non-syndromic hearing loss caused by very low levels of the mtDNA A*3243*G mutation. Acta Neurol Scand. 2004 Jul；110(1)：72-4.	V ケースレポート	両側人工内耳を施行したミトコンドリア*m.3243*A＞G変異による非症候群性難聴1例のケースレポート。人工内耳の装用により聴取が大幅に改善。
Tono T	Cochlear implantation in a patient with profound hearing loss with the A*1555*G mitochondrial mutation. Am J Otol. 1998 Nov；19(6)：754-7.	V ケースレポート	人工内耳を施行したミトコンドリア*m.1555*A＞G変異による非症候群性難聴1例のケースレポート。人工内耳の装用により聴取が大幅に改善。
Usami S	Patients with *CDH23* mutations and the *1555*A＞G mitochondrial mutation are good candidates for electric acoustic stimulation (EAS). Acta Otolaryngol. 2012 Apr；132(4)：377-84.	V ケースレポート	EASを施行したミトコンドリア*m.1555*A＞G変異による非症候群性難聴1例のケースレポート。術後も残存聴力が温存され，EASの装用により聴取が大幅に改善。
Howes T	Role of mitochondrial variation in maternally inherited diabetes and deafness syndrome. J Laryngol Otol. 2008 Nov；122(11)：1249-52.	V ケースレポート	両側人工内耳を施行したミトコンドリア*m.3243*A＞G変異による症候群性難聴1例のケースレポート。人工内耳の装用により聴取が大幅に改善。

6　*KCNQ4* 遺伝子変異による難聴

　KCNQ4 ＋Cochlear Implant，*KCNQ4* ＋Hearing Aidをキーワードに検索を実施した結果，2件該当。そのうち，人工内耳・補聴器の装用効果に関する記載のある論文は1件もなかった。

筆頭著者	文献	エビデンスレベル・研究デザイン	サマリー
Smith RJH	*DFNA2* Nonsyndromic Hearing Loss. GeneReviews® [Internet]. Seattle (WA)：University of Washington, Seattle；1993-2015.	Ⅵ 専門家の意見	軽〜中等度難聴の場合には補聴器を，進行して高度難聴となった場合には人工内耳を検討する。

7　*TECTA* 遺伝子変異による難聴

　TECTA ＋Cochlear Implant，*TECTA* ＋Hearing Aidをキーワードに検索を実施した結果，2件該当。そのうち，人工内耳・補聴器の装用効果に関する記載のある論文は1件であった。

筆頭著者	文献	エビデンスレベル・研究デザイン	サマリー
Miyagawa M	Massively parallel DNA sequencing successfully identifies new causative mutations in deafness genes in patients with cochlear implantation and EAS. PLoS One. 2013 Oct 9；8(10)：e75793.	Ⅳb 後ろ向きコホート研究・遺伝子レベルランダム化	*GJB2*，*SLC26A4* などの原因の見つかっていない人工内耳およびEAS装用患者8例（先天性4例，遅発性4例）を対象に遺伝子解析を行い，*MYO15A*，*TECTA* (AR)，*TMPRSS3*，*ACTG1* 変異を見出した。装用成績はいずれも良好であった。

8　*WFS1* 遺伝子変異による難聴

　WFS1 ＋Cochlear Implant，*WFS1* ＋Hearing Aidをキーワードに検索を実施した結果，4件該当。そのうち，人工内耳・補聴器の装用効果に関する記載のあった2件をまとめた。

筆頭著者	文献	エビデンスレベル・研究デザイン	サマリー
Wu CC	Identifying Children With Poor Cochlear Implantation Outcomes Using Massively Parallel Sequencing. Medicine (Baltimore). 2015 Jul；94(27)：e1073.	Ⅳb 後ろ向きコホート研究・遺伝子レベルランダム化	*GJB2*，*SLC26A4* などの遺伝子の見つかっていない人工内耳装用児を，成績良好群と不良群に分けて遺伝子解析を行った結果，不良群では*PCDH15*・*DFNB59* 遺伝子変異が，良好群では*WFS1*・*ESRRB*・*LRTOMT*・*MYO3A*・*POU3F4* 遺伝子変異がそれぞれ見出された。

筆頭著者	文献	エビデンスレベル・研究デザイン	サマリー
Lesperance MM	Mutations in the Wolfram syndrome type 1 gene (*WFS1*) define a clinical entity of dominant low-frequency sensorineural hearing loss. Arch Otolaryngol Head Neck Surg. 2003 Apr；129(4)：411-20.	V ケースシリーズ	*WFS1* 遺伝子変異を持つ低音障害型難聴家系4家系の報告。進行性の低音障害型難聴となるため，補聴器を使っているケースは稀である。装用効果は良好であるという報告。

9　*COCH* 遺伝子変異による難聴

COCH + Cochlear Implant，*COCH* + Hearing Aid をキーワードに検索を実施した結果，5件該当。そのうち，人工内耳・補聴器の装用効果に関する記載のある論文は1件であった。

筆頭著者	文献	エビデンスレベル・研究デザイン	サマリー
Vermeire K	Good speech recognition and quality-of-life scores after cochlear implantation in patients with *DFNA9*. Otol Neurotol. 2006 Jan；27(1)：44-9.	V 後ろ向きコホート研究	*COCH* 遺伝子変異による人工内耳装用者11例と，コントロールとなる人工内耳装用者39例を比較した結果，語音弁別，Quality of Life (QOL) ともにコントロールとなる通常の人工内耳例と同等であることを報告。

10　*MYO7A* 遺伝子変異による難聴

MYO7A + Cochlear Implant，*MYO7A* + Hearing Aid をキーワードに検索を実施した結果，4件該当。そのうち，人工内耳・補聴器の装用効果に関する記載のある論文は1件であった。

筆頭著者	文献	エビデンスレベル・研究デザイン	サマリー
Liu XZ	Cochlear implantation in individuals with Usher type 1 syndrome. Int J Pediatr Otorhinolaryngol. 2008 Jun；72(6)：841-7.	V ケースシリーズ	人工内耳装用しUsher症候群タイプ1の9例のケースシリーズ。3歳までに人工内耳を装用した児の装用効果は良好で，語音聴取も著しく改善した。一方，それ以降に装用した児は効果不良で，lip-reading または total communication であった。

11 *CRYM* 遺伝子変異による難聴

キーワード検索を実施したが，そのうち人工内耳・補聴器の装用効果に関する記載のある論文は1件もなかった。

12 *ACTG1* 遺伝子変異による難聴

ACTG1＋Cochlear Implant，*ACTG1*＋Hearing Aid，*ACTG1*＋EASをキーワードに検索を実施した結果，2件該当。そのうち，人工内耳，補聴器，残存聴力活用型人工内耳の装用効果に関する記載のあった2件をまとめた。

筆頭著者	文献	エビデンスレベル・研究デザイン	サマリー
Miyagawa M	Mutational spectrum and clinical features of patients with *ACTG1* mutations identified by massively parallel DNA sequencing. Ann Otol Rhinol Laryngol. 2015 May；124 Suppl 1：84S-93S.	V ケースシリーズ	感音難聴患者1,120例を対象に次世代シークエンス解析を行い，*ACTG1*変異家系5家系を見出した。うち1家系はEASを装用しており，装用成績はいずれも良好であった。
Miyagawa M	Massively parallel DNA sequencing successfully identifies new causative mutations in deafness genes in patients with cochlear implantation and EAS. PLoS One. 2013 Oct 9；8(10)：e75793.	Ⅳb 後ろ向きコホート研究・遺伝子レベルランダム化	*GJB2*，*SLC26A4*などの原因の見つかっていない人工内耳およびEAS装用患者8例（先天性4例，遅発性4例）を対象に遺伝子解析を行い，*MYO15A*，*TECTA*（*AR*），*TMPRSS3*，*ACTG1*変異を見出した。装用成績はいずれも良好であった。

13 *TMPRSS3* 遺伝子変異による難聴

TMPRSS3＋Cochlear Implant，*TMPRSS3*＋Hearing Aid，*TMPRSS3*＋EASをキーワードに検索を実施した結果，6件該当。そのうち，人工内耳・補聴器・残存聴力活用型人工内耳の装用効果に関する記載のあった5件をまとめた。

筆頭著者	文献	エビデンスレベル・研究デザイン	サマリー
Miyagawa M	Massively parallel DNA sequencing successfully identifies new causative mutations in deafness genes in patients with cochlear implantation and EAS. PLoS One. 2013 Oct 9；8(10)：e75793.	Ⅳb 後ろ向きコホート研究・遺伝子レベルランダム化	*GJB2*，*SLC26A4*などの原因の見つかっていない人工内耳およびEAS装用患者8例（先天性4例，遅発性4例）を対象に遺伝子解析を行い，*MYO15A*，*TECTA*（*AR*），*TMPRSS3*，*ACTG1*変異を見出した。装用成績はいずれも良好であった。

筆頭著者	文献	エビデンスレベル・研究デザイン	サマリー
Eppsteiner RW	Prediction of cochlear implant performance by genetic mutation : the spiral ganglion hypothesis. Hear Res. 2012 Oct；292（1-2）：51-8.	IVb 後ろ向きコホート研究・遺伝子レベルランダム化	人工内耳装用者29例の次世代シークエンス解析を実施したところ，TMPRSS3遺伝子変異例2例，LOXHD1変異例1例を見出した。TMPRSS3では装用効果不良であったが，LOXHD1では成績良好であった。
Battelino S	TMPRSS3 mutations in autosomal recessive nonsyndromic hearing loss. Eur Arch Otorhinolaryngol. 2015 Jun 3. [Epub ahead of print]	V ケースレポート	常染色体劣性遺伝形式をとる非症候群性難聴家系35家系を対象に，次世代シークエンス解析を行い，TMPRSS3遺伝子変異家系1家系を見出した。人工内耳の装用効果は良好であった。
Weegerink NJ	Genotype-phenotype correlation in DFNB8/10 families with TMPRSS3 mutations. J Assoc Res Otolaryngol. 2011 Dec；12（6）：753-66.	V ケースシリーズ	常染色体劣性遺伝形式をとる非症候群性難聴家系8家系を対象に，連鎖解析および直接シークエンス解析を行い，TMPRSS3家系8家系を見出した。人工内耳の装用効果は良好であった。うち6家系9例の人工内耳装用の効果が掲載。9例中7例は良好な成績であった。
Miyagawa M	The patients associated with TMPRSS3 mutations are good candidates for electric acoustic stimulation. Ann Otol Rhinol Laryngol. 2015 May；124 Suppl 1：193S-204S.	II 後ろ向きコホート研究・遺伝子レベルランダム化	非症候群性難聴患者1120例の次世代シークエンス解析を実施したところ，TMPRSS3遺伝子変異例5例を見出した。うち3例はEASを装用しており，装用効果は良好であった。

14-1 Usher症候群

　Usher syndrome＋Cochlear Implant，Usher syndrome＋Hearing Aidをキーワードに検索を実施した結果，33件該当。そのうち，人工内耳・補聴器の装用効果に関する記載のあった9件をまとめた。

筆頭著者	文献	エビデンスレベル・研究デザイン	サマリー
Broomfield SJ	Cochlear implantation in children with syndromic deafness. Int J Pediatr Otorhinolaryngol. 2013 Aug；77（8）：1312-6.	V ケースシリーズ	症候群性難聴で人工内耳装用した38例中，Usher症候群の児は9例であった。また，人工内耳の装用効果は，cognitive delayをともなわないケースでは比較的良好であった。

筆頭著者	文献	エビデンスレベル・研究デザイン	サマリー
Janeschik S	Influence of etiologic factors on speech perception of cochlear-implanted children. Cochlear Implants Int. 2013 Sep；14（4）：190-9.	IVb 後ろ向きコホート研究・遺伝子レベルランダム化	人工内耳装用患者163例の遺伝学的解析を行った。GJB2群の装用効果が最も良好であった。一方、Usher症候群およびCHARGE症候群の児では、顕著に装用効果不良であった。
Jatana KR	Usher syndrome：characteristics and outcomes of pediatric cochlear implant recipients. Otol Neurotol. 2013 Apr；34（3）：484-9.	IVb 後ろ向きコホート研究	人工内耳装用患者712例のうち、ERGまたは遺伝子解析の結果によりUsher症候群と診断された26例に関する検討。90％の児は十分な語音弁別能力を有していた。
Henricson C	Cognitive skills in children with Usher syndrome type 1 and cochlear implants. Int J Pediatr Otorhinolaryngol. 2012 Oct；76（10）：1449-57.	IVb 後ろ向きコホート研究	人工内耳を装用したUsher症候群7例および通常の人工内耳33例の認知発達に関する検討。Usher症候群の児の発達は通常の人工内耳と同程度であったが、working memory, phonological skill, lexical skillに関しては不良であった。
Pietola L	Speech recognition and communication outcomes with cochlear implantation in Usher syndrome type 3. Otol Neurotol. 2012 Jan；33（1）：38-41.	V ケースシリーズ	人工内耳を装用したUsher症候群タイプ3の19例のケースシリーズ。人工内耳の装用効果は良好で、語音聴取も著しく改善した。
Liu XZ	Cochlear implantation in individuals with Usher type 1 syndrome. Int J Pediatr Otorhinolaryngol. 2008 Jun；72（6）：841-7.	V ケースシリーズ	人工内耳を装用したUsher症候群タイプ1の9例のケースシリーズ。3歳までに人工内耳を装用した児の装用効果は良好で、語音聴取も著しく改善した。一方、それ以降に装用した児は効果不良で、lip-readingまたはtotal communicationであった。
Damen GW	Quality of life and cochlear implantation in Usher syndrome type I. Laryngoscope. 2006 May；116（5）：723-8.	IVb ケース・コントロール研究	人工内耳を装用したUsher症候群タイプ1の14例と、人工内耳を装用していないUsher症候群タイプ1の14例のQOLに関する研究。人工内耳を装用した群の方が、有意にQOLが向上していた。
Pennings RJ	Audiologic performance and benefit of cochlear implantation in Usher syndrome type I. Laryngoscope. 2006 May；116（5）：717-22.	V ケースシリーズ	人工内耳を装用したUsher症候群タイプ1の14例のケースシリーズ。人工内耳14例中13例で装用効果は良好で、語音聴取も著しく改善した。

筆頭著者	文献	エビデンスレベル・研究デザイン	サマリー
Loundon N	Usher syndrome and cochlear implantation. Otol Neurotol. 2003 Mar；24(2)：216-21.	V ケースシリーズ	人工内耳を行った先天重度難聴185例のうち，Usher症候群は13例であった。9歳までの人工内耳の装用により，13例中9例では語音聴取が著しく改善した。

14-2 Alport症候群

キーワード検索を実施したが，そのうち人工内耳・補聴器の装用効果に関する記載のある論文は1件もなかった。

14-3 *EYA1*遺伝子変異による難聴（BOR症候群）

BOR syndrome＋Middle ear，BOR syndrome＋cochlear implant，BOR syndrome＋hearing aidをキーワードに検索を実施した結果，47件該当。そのうち，中耳手術，Baha，人工内耳の効果に関する記載のある6件をまとめた。

筆頭著者	文献	エビデンスレベル・研究デザイン	サマリー
Miyagawa M	Germinal mosaicism in a family with BO syndrome. Ann Otol Rhinol Laryngol. 2015 May；124 Suppl 1：118S-22S.	V ケースレポート	性腺モザイクのBOR症候群1家系のケースレポート。高度の外耳・中耳・内耳奇形を伴うため植込型骨導補聴器を装用。聴力が大幅に改善。
Song MH	Mutational analysis of *EYA1*, *SIX1* and *SIX5* genes and strategies for management of hearing loss in patients with BOR/BO syndrome. PLoS One. 2013 Jun 28；8(6)：e67236.	V ケースシリーズ	BOR症候群10例のケースシリーズ。うち5例は伝音再建術またはアブミ骨手術を実施していたが，気骨導差が残り補聴器を装用。2例は人工内耳装用となった。人工内耳の聴取成績は良好であったが，手術時には顔面神経の走行異常およびgusherがあったため，注意が必要であった。
Johnston DR	Diagnostic and surgical challenge：middle ear dermoid cyst in 12 month old with branchio-oto-renal syndrome and multiple middle-ear congenital anomalies. Int J Pediatr Otorhinolaryngol. 2011 Oct；75(10)：1341-5.	V ケースレポート	BOR症候群1例のケースレポート。先天性の中耳皮様嚢胞を伴うため，先天性真珠腫に準じた中耳手術を実施。聴力は改善せず。補聴器装用によりtotal communicationとなる。

筆頭著者	文献	エビデンスレベル・研究デザイン	サマリー
Kameswaran M	Cochlear implantation in branchio-oto-renal syndrome-A surgical challenge. Indian J Otolaryngol Head Neck Surg. 2007 Sep；59(3)：280-3.	V ケースレポート	人工内耳を施行したBOR症候群1例のケースレポート。顔面神経の走行異常および中耳・内耳奇形があるため、注意が必要。
Powell RH	The Birmingham bone anchored hearing aid programme：paediatric experience and results. J Laryngol Otol Suppl. 1996；21：21-9.	V ケースレポート	植込型骨導補聴器を施行したBOR症候群1例のケースレポート。外耳・中耳・内耳奇形があるため植込型骨導補聴器を選択。装用効果は良好であった。
Bajaj Y	Surgical aspects of cochlear implantation in syndromic children. Cochlear Implants Int. 2012 Aug；13(3)：163-7.	V ケースシリーズ	人工内耳手術を行った症候群性難聴のケースシリーズ。BOR症候群の場合、人工内耳の聴取成績は良好であったが、手術時には内耳奇形、顔面神経の走行異常、gusherがあるため注意が必要。

14-4 *NOG*遺伝子変異による難聴

NOG＋Middle ear，*NOG*＋hearing aid，*NOG*＋stapedotomyをキーワードに検索を実施した結果，11件該当。そのうち，アブミ骨手術の効果に関する記載のあった4件をまとめた。

筆頭著者	文献	エビデンスレベル・研究デザイン	サマリー
Ganaha A	Identification of two novel mutations in the *NOG* gene associated with congenital stapes ankylosis and symphalangism. J Hum Genet. 2015 Jan；60(1)：27-34.	V ケースシリーズ	*NOG*-SSD症例3例のケースシリーズ。アブミ骨手術の結果、聴力が著しく改善し、長期成績も良好であった。
Brown DJ	Characterization of a stapes ankylosis family with a *NOG* mutation. Otol Neurotol. 2003 Mar；24(2)：210-5.	V ケースレポート	*NOG*-SSD症例1家系のケースレポート。アブミ骨手術の結果、聴力が著しく改善するが、長期にはアブミ骨底板周囲の骨の再増殖により、聴力が低下することを示唆。
Usami S	Mutations in the *NOG* gene are commonly found in congenital stapes ankylosis with symphalangism, but not in otosclerosis. Clin Genet. 2012 Dec；82(6)：514-20.	V ケースシリーズ	*NOG*-SSD症例3例のケースシリーズ。耳硬化症の33例には*NOG*変異は認められず、別の疾患であることを確認。アブミ骨手術の結果聴力が改善。

Weekamp HH	Teunissen-Cremers syndrome : a clinical, surgical, and genetic report. Otol Neurotol. 2005 Jan；26(1)：38-51.	V ケースシリーズ	NOG-SSD症例5例のケースシリーズ。アブミ骨手術の結果聴力が改善し，9耳中6耳では気骨導差10dB以内に改善した。

14-5 van der Hoeve症候群

　キーワード検索を実施したが，そのうち人工内耳・補聴器の装用効果に関する記載のある論文は1件もなかった。

14-6 Waardenburg症候群

　Waardenburg syndrome＋Cochlear Implant，Waardenburg syndrome＋Hearing Aidをキーワードに検索を実施した結果，25件該当。そのうち，人工内耳・補聴器の装用効果に関する記載のあった12件をまとめた。

筆頭著者	文献	エビデンスレベル・研究デザイン	サマリー
Cullen RD	Cochlear implants in Waardenburg syndrome. Laryngoscope. 2006 Jul；116(7)：1273-5.	IVb 後ろ向きコホート研究	人工内耳装用児500例中に，Waardenburg症候群児は7例（1.4％）であった。発達障害などを合併しない症例では，人工内耳の成績は良好であり，平均的な人工内耳装用児以上の効果が期待できる。
Migirov L	Cochlear implantation in Waardenburg's syndrome. Acta Otolaryngol. 2005 Jul；125(7)：713-7.	V ケースシリーズ	Waardenburg症候群児5例の人工内耳に関する報告。内耳奇形もなく人工内耳装用困難な例はなかった。人工内耳装用後の成績は良好であったという報告。
Oysu C	Temporal bone imaging findings in Waardenburg's syndrome. Int J Pediatr Otorhinolaryngol. 2001 May 11；58(3)：215-21.	IVb 後ろ向きコホート研究	人工内耳装用児1,166例中に，Waardenburg症候群児は12例であった。また，その家族も含めた36例のWS症例のうち，cochlea hypoplasiaは3例（8％）に認められた。これは一般の非症候性難聴における割合と同程度であるため，CTで確認を行った後は積極的に人工内耳を行ってもよいとする報告。
Broomfield SJ	Cochlear implantation in children with syndromic deafness. Int J Pediatr Otorhinolaryngol. 2013 Aug；77(8)：1312-6.	V ケースシリーズ	症候群性難聴で人工内耳を装用した38例中に，Waardenburg症候群の児は10例であった。また，人工内耳の装用効果は，cognitive delayを伴わないケースでは比較的良好であった。

筆頭著者	文献	エビデンスレベル・研究デザイン	サマリー
Kontorinis G	Inner ear anatomy in Waardenburg syndrome: radiological assessment and comparison with normative data. Int J Pediatr Otorhinolaryngol. 2014 Aug；78(8)：1320-6	V 後ろ向きコホート研究	Waardenburg症候群20例と健聴コントロール50例との内耳形態の比較を行った結果，一般コントロールとの間で差が認められなかったとする研究。
Magalhães AT	Audiological outcomes of cochlear implantation in Waardenburg Syndrome. Int Arch Otorhinolaryngol. 2013 Jul；17(3)：285-90.	IVb 後ろ向きコホート研究	人工内耳装用児806例中に，Waardenburg症候群児は10例であった。また人工内耳装用後の成績は10例中6例が良好，4例が不良という結果であった。
de Sousa Andrade SM	Cochlear implant rehabilitation outcomes in Waardenburg syndrome children. Int J Pediatr Otorhinolaryngol. 2012 Sep；76(9)：1375-8.	IVb 後ろ向きコホート研究	人工内耳装用児261例中に，Waardenburg症候群児は7例であった。またIT-MAIS，MUSS, CAP, SIRの成績は通常の人工内耳装用児と同程度という結果であった。
Amirsalari S	Cochlear implantation outcomes in children with Waardenburg syndrome. Eur Arch Otorhinolaryngol. 2012 Oct；269(10)：2179-83.	IVb 前向きコホート研究	人工内耳装用児336例中の81例が参加。うち75例は非症候群性難聴，6例がWaardenburg症候群であった。また，CAP, SIRの成績は通常の人工内耳装用児より若干不良であるが，有意差は認めない結果であった。
Deka RC	Cochlear implantation in Waardenburg syndrome：The Indian scenario. Acta Otolaryngol. 2010 Oct；130(10)：1097-100.	IVb ケースシリーズ	人工内耳装用Waardenburg症候群児4例のケースシリーズ。MAIS, CAP, SIRの成績は通常の人工内耳装用児と同程度だが，発達障害を伴う1例では著しく悪いという結果であった。
Daneshi A	Cochlear implantation in children with Waardenburg syndrome. J Laryngol Otol. 2005 Sep；119(9)：719-23.	V ケースシリーズ	人工内耳装用Waardenburg症候群児6例のケースシリーズ。auditory perception test, SIRの結果とも術後に改善を認めたことを報告。
Kaufmann L	Dysplasia of the cerebellum in Waardenburg syndrome：outcomes following cochlear implantation. Int J Pediatr Otorhinolaryngol. 2010 Jan；74(1)：93-6.	V ケースレポート	cerebellar dysplasiaを伴うWaardenburg症候群児1例のケースレポート。奇形があるケースにおいても人工内耳が有効な場合があることを報告。
Kontorinis G	Outcomes and special considerations of cochlear implantation in waardenburg syndrome. Otol Neurotol. 2011 Aug；32(6)：951-5.	V ケースシリーズ	人工内耳装用Waardenburg症候群児25例のケースシリーズ。語音弁別等は21例で人工内耳による効果が認められた。4例では効果不良であった。

14-7 Treacher Collins症候群

　キーワード検索を実施したが，そのうち人工内耳・補聴器の装用効果に関する記載のある論文は1件もなかった。

索引

和文索引

あ
アブミ骨固着症　116
アブミ骨手術　54

い
遺伝カウンセリング　65
遺伝学的検査　45
遺伝形式　40
遺伝性難聴　22
インベーダー法　45

う
植込型骨導補聴器　60

え
エビデンスレベル　19

お
オーファンネット・ジャパン　68

か
外耳奇形　123
蝸牛内伝音難聴　90
画像検査　44
カリウムチャネル　87, 103
眼角離開　120

き
近位指骨癒合症　116

け
血尿　113
言語習得期後難聴　39
言語習得期前難聴　39

こ
骨形成不全症　118
骨誘導因子　116

コネキシン26　72
孤発例　40

さ
鰓弓耳腎症候群　114
サンガー法　46
残存聴力活用型人工内耳　57

し
色素異常症　120
耳症状　37
システマティックレビュー　125
次世代シークエンサー　69
次世代シークエンス法　47
耳鳴　37
若年発症型両側性感音難聴　32
重症度　36
重症度分類　39
手術　54
シュード・ドミナント家系　41
症候群性難聴　31
症候群性難聴の原因遺伝子　15
常染色体優性遺伝形式　26, 40
常染色体劣性遺伝形式　25, 27, 29, 40
耳瘻孔摘出術　56
腎形成不全　114
進行性　36, 39
人工中耳　61
人工内耳　52
人工内耳適応基準　52
診察　44

す
推奨グレード　19

せ
正円窓刺激法　61
青色強膜　118
前庭機能障害　29, 106
前庭水管拡大　27, 77
先天性耳瘻孔　56

た
ターゲット・リシークエンシング解析　48
多発性骨癒合症候群1　116

ち
聴覚検査　44
超並列シークエンス　48
超マルチプレックスPCR法　48
聴力図　38
直接シークエンス法　46

な
難聴発見年齢　35

は
ハイスループット・シークエンサー　69
ハイスループット・シークエンス法　47
発症年齢　35
発症前診断　50
伴性遺伝形式　40

ひ
鼻根部過形成　120
非症候群性難聴の原因遺伝子　13
非進行性　39
皮弁　60
頻度　35

ふ
分類　38

へ
ヘテロプラスミー　84
変動性　39
ペンドリン　77

ほ
保因者診断　50
補聴器　51

ま
慢性腎炎　113

み
ミオシン　97
ミトコンドリア遺伝形式　40
ミトコンドリア遺伝子　84
ミトコンドリア脳筋症　84

め
めまい　37

も
網膜色素変性症　29, 105
問診　42

ゆ
優性遺伝形式　26

れ
劣性遺伝形式　25

欧文索引

A
a-tectorin　89
ACTG1　32, 101
Alport症候群　113
ANSD　82

B
BMP　116
BOR症候群　114

C
c.235delC変異　72
CDH23　25, 29, 32, 80
CIB2　29
CLRN1　29
COCH　32, 94
cochlear conductive hearing loss　90
cochlin　94
COL1A1　118
COL4A3　113
COL4A4　113
COL4A5　113

CPEO 84
CRYM 100
Cx26 72

D

DFNA2 87
DFNA6/14/38 91
DFNA8/12 89
DFNA9 94
DFNA11 97
DFNA20/26 101
DFNB2 97
DFNB8 103
DFNB9 82
DFNB10 103
DFNB12 80
DFNB21 89
DFNB31 29
DIDMOAD症候群 91

E

ENaC 103
epithelial sodium channel 103
EYA1 114

F

F-アクチン 101
FAST surgery 60
FOX1 27

G

γ-アクチン 101
GJB2 25, 72
GPR98 29

H

Hirschsprung病 120

K

KCNMA1 103
KCNQ4 26, 32, 87

L

Linear incision法 60

M

μ-crystallin 100
m.1555A>G変異 84
m.3243A>G変異 84
MELAS 84
MERRF 84
MYO7A 29, 97
MYO15A 25

N

NOG 116
NOG-SSD 116
noggin 116

O

OI 118
OTOF 25, 82
otoferlin 82

P

p.V37I変異 75
PCDH15 29
PCR-RFLP 47
Pendred症候群 27, 77
postlingual hearing loss 39
prelingual hearing loss 39

R

round windowアプローチ 57

S

SABTT 116
SALL1 114
SIX1 114
SIX5 114
SIX6 114
SLC26A4 25, 27, 77
SYM1 116
SYNS1 116

T

TaqMan Genotyping法 47
TECTA 25, 26, 33, 89
tip link 80
TMPRSS3 33, 103

Treacher Collins症候群　123
tRNA^{Leu}　84

U

USH1C　29
USH1G　29
USH2A　29
Usher症候群　29, 80, 97, 105
UUR　84

V

van der Hoeve症候群　118

W

Waardenburg-Shah症候群　120
Waardenburg症候群　120
WFS1　26, 33, 91
Wolfram症候群　91
wolframin　91

X

X連鎖性形式　40

遺伝性難聴の診療の手引き　2016年版
定価（本体2,800円＋税）

2016年1月20日　第1版　第1刷発行

編　集　一般社団法人　日本聴覚医学会

発行者　古谷　純朗
発行所　金原出版株式会社
　　　〒113-8687　東京都文京区湯島2-31-14
　　　電話　編集(03)3811-7162
　　　　　　営業(03)3811-7184
　　　FAX　　(03)3813-0288　　　　　　　Ⓒ日本聴覚医学会，2016
　　　振替口座　00120-4-151494　　　　　検印省略
　　　http://www.kanehara-shuppan.co.jp/　　Printed in Japan

ISBN 978-4-307-37113-1　　　　　　　　　印刷・製本／真興社

|JCOPY|〈㈳出版者著作権管理機構　委託出版物〉

本書の無断複写は著作権法上での例外を除き禁じられています。複写される場合は，
そのつど事前に，㈳出版者著作権管理機構（電話 03-3513-6969，FAX 03-3513-6979，
e-mail：info@jcopy.or.jp）の許諾を得てください。

小社は捺印または貼付紙をもって定価を変更致しません。
乱丁，落丁のものはお買上げ書店または小社にてお取り替え致します。

最新データに基づく診療ガイドライン，4年ぶりの改訂版！

小児急性中耳炎診療ガイドライン 2013年版

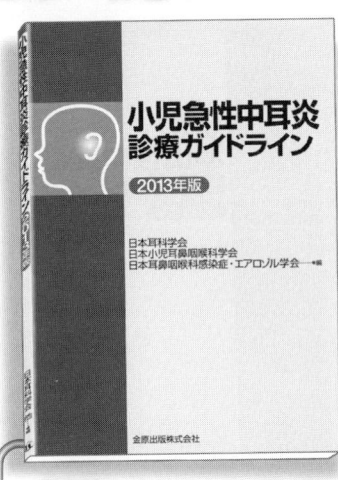

編集 日本耳科学会
日本小児耳鼻咽喉科学会
日本耳鼻咽喉科感染症・エアロゾル学会

4年ぶりの改訂となる2013年版では，急性中耳炎に関連する起炎菌や難治化などの病態の変化，予防を含めた治療法の発展など，多岐に亘る要因を考慮し，改訂を行った．具体的には，起炎菌サーベイランスデータの更新，重症度判定基準・治療アルゴリズムの見直しを行い，さらに肺炎球菌迅速検査キット，肺炎球菌ワクチン，新たな推奨薬剤や漢方補剤による診療，遷延性・難治性中耳炎等に関して，最新のデータに基づいて記述を修正，加筆した．

主な内容

1. 要約
2. 作成者
3. 資金提供者・スポンサー
4. 前書き
5. 作成目的ならびに目標
6. 利用者
7. 対象
8. 急性中耳炎の定義
9. 本邦における小児急性中耳炎症例からの検出菌と抗菌活性
10. エビデンスの収集
11. 推奨度決定基準
12. エビデンス統合のための手法
13. リリース前のレビュー
14. 更新の計画
15. 推奨および理由説明
16. 患者の希望
17. 治療アルゴリズム
18. 実施における検討事項
19. 診断・検査法　CQ 19-1 急性中耳炎は，どのような状態のときに診断されるか　ほか
20. 予防　CQ 20-1 PCVは小児急性中耳炎の予防に有効か
21. 治療　CQ 21-1 軽症の小児急性中耳炎の治療として，抗菌薬非投与は妥当か
    CQ 21-1 急性中耳炎の鎮痛に抗菌薬は有用か　ほか

巻末カラー 小児急性中耳炎症例の治療アルゴリズム
鼓膜所見
急性中耳炎診療スコアシート（2013年版）

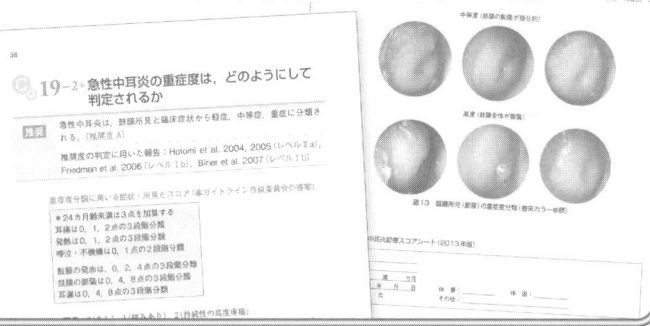

読者対象 耳鼻咽喉科医，小児科医，内科医

◆B5判 84頁 14図 原色2図　◆定価（本体2,300円+税）　ISBN978-4-307-37107-0

2013・7

金原出版 〒113-8687 東京都文京区湯島2-31-14　TEL03-3811-7184（営業部直通）FAX03-3813-0288
本の詳細，ご注文等はこちらから　http://www.kanehara-shuppan.co.jp/

滲出性中耳炎診療のエビデンスを集約した，国内初のガイドライン！

小児滲出性中耳炎診療ガイドライン
2015年版

編集 日本耳科学会
　　　 日本小児耳鼻咽喉科学会

滲出性中耳炎は，就学前児童の90％が一度は罹患する疾患だが，気づかずに見過ごされると難聴の原因となり，言語発達の遅れが生じるなど，その影響は大きい。本ガイドラインは，小児滲出性中耳炎の定義と病態，診断と検査を解説した上で，その治療法についてはCQ形式で示した。さらに，ハイリスク群であるダウン症・口蓋裂の取扱いは別に記述した。日本の現状を考慮し日常診療の充実を願って作成された，国内初のガイドラインとなっている。

主な内容

小児滲出性中耳炎の定義
小児滲出性中耳炎の病因・病態
小児滲出性中耳炎の合併症と後遺症
　鼓膜の菲薄化，接着（アテレクタシス）と癒着性中耳炎／鼓膜硬化／真珠腫性中耳炎（中耳真珠腫）

診断・検査法
　滲出性中耳炎の病態把握に，問診は有用か
　滲出性中耳炎は，どのような鼓膜所見のときに診断されるか
　滲出性中耳炎の病態観察に，
　　　　気密耳鏡（ニューマチック・オトスコープ）は有用か
　滲出性中耳炎の診断に，純音聴力検査は有用か
　滲出性中耳炎の診断に，ティンパノメトリーは有用か
　滲出性中耳炎の難聴の診断に，耳音響放射は有用か　ほか

治療（Clinical Questions）
　滲出性中耳炎の経過観察期間は，どのくらいが適切か
　滲出性中耳炎に，抗菌薬投与は有効か
　滲出性中耳炎に，抗菌薬以外の薬物療法は有効か
　滲出性中耳炎に，薬物以外の
　　　　保存的治療（局所処置や自己通気）は有効か
　鼓膜換気チューブ留置術はどのような症例に適応となるか　ほか

ダウン症，口蓋裂に対する取り扱い

読者対象 耳鼻咽喉科医，小児科医，内科医

◆B5判　108頁　1図　原色24図　　◆定価（本体2,500円+税）　ISBN978-4-307-37110-0

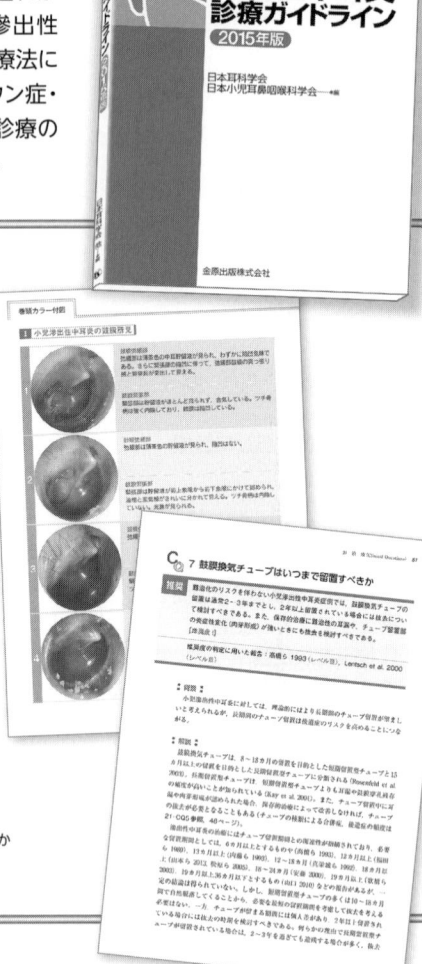

2015・1

金原出版
〒113-8687 東京都文京区湯島2-31-14　TEL03-3811-7184（営業部直通）　FAX03-3813-0288
本の詳細，ご注文等はこちらから▶ http://www.kanehara-shuppan.co.jp/